现代消化内科疾病诊治方式实践研究

王业涛 著

北方联合出版传媒（集团）股份有限公司

辽宁科学技术出版社

图书在版编目（CIP）数据

现代消化内科疾病诊治方式实践研究 / 王业涛著. 一沈阳：辽宁科学技术出版社，2024.5
ISBN 978-7-5591-3574-2

Ⅰ. ①现…　Ⅱ. ①王…　Ⅲ. ①消化系统疾病—诊疗　Ⅳ. ①R57
中国国家版本馆CIP数据核字（2024）第094743号

出版发行：辽宁科学技术出版社
　　　　　（地址：沈阳市和平区十一纬路25号　邮编：110003）
印　刷　者：辽宁鼎籍数码科技有限公司
幅面尺寸：170 mm × 240 mm
印　　张：13.25
字　　数：265千字
出版时间：2024年5月第1版
印刷时间：2024年5月第1次印刷
责任编辑：张诗丁
封面设计：吕晓林
责任校对：卢山秀　刘　庶

书　　号：ISBN 978-7-5591-3574-2
定　　价：98.00元

前　言

消化系统疾病包括食管、胃、肠、肝与胆、胰腺等器官的器质性和功能性疾病。随着人们生活水平的提高和生活习惯的改变，消化系统疾病的危险因素持续增长，使得消化系统疾病的发病率和死亡率居高不下，其防治负担日益加重，加强消化系统疾病的防治已刻不容缓。为了提高患者的生存质量，改善预后，消除或缓解症状，降低并发症，提高生存率，加强临床医师对消化系统疾病更有效的诊治。消化系统疾病知识更新极为迅速，尤其是在知识爆炸的当今时代，网络的应用，循证医学、整合医学及个体化医学等概念对医学产生了革命性冲击，对疾病诊治的思维方式提出了极大的挑战。作为消化内科临床医师，必须认真学习消化系统疾病的相关知识，熟悉并尽快掌握专科诊疗技术。

本书先从分析食管疾病及治疗、胃部疾病及治疗、小肠疾病及治疗、肝脏疾病及治疗以及胆胰疾病及治疗入手，并重点探讨了消化内镜的临床应用等。本书紧贴临床工作实践，注重系统性和实践性的有机结合，内容全面翔实，重点突出，力求深入浅出，方便阅读，是一本实用性很强的医学用书。

本书的编写参考了全国各地具有丰富临床实践经验的有关专家、教授和高年资医师的研究成果，在此，一并致以衷心的感谢！由于编者的编写水平有限，加之时间紧迫，书中不足之处在所难免，恳切希望广大读者批评指正，以期再版时修订。

目　录

第一章　食管疾病及治疗 ………………………………………… 1

　　第一节　先天性食管疾病 ……………………………………… 1

　　第二节　胃食管反流病 ………………………………………… 16

　　第三节　食管裂孔疝 …………………………………………… 24

　　第四节　贲门失迟缓症 ………………………………………… 27

　　第五节　食管异物 ……………………………………………… 39

第二章　胃部疾病及治疗 ………………………………………… 47

　　第一节　急性胃炎 ……………………………………………… 47

　　第二节　慢性胃炎 ……………………………………………… 49

　　第三节　消化性溃疡 …………………………………………… 55

　　第四节　急性胃扩张 …………………………………………… 66

第三章　小肠疾病及治疗 ………………………………………… 70

　　第一节　小肠吸收不良综合征 ………………………………… 70

　　第二节　蛋白丢失性肠病 ……………………………………… 76

　　第三节　小肠菌群紊乱 ………………………………………… 84

　　第四节　小肠污染综合征 ……………………………………… 92

　　第五节　急性坏死性肠炎 ……………………………………… 100

第四章　肝脏疾病及治疗 ………………………………………… 104

　　第一节　原发性胆汁性肝硬化 ………………………………… 104

　　第二节　酒精性肝病 …………………………………………… 121

第五章　胆胰疾病及治疗 ………………………………………… 129

　　第一节　急性胆囊炎 …………………………………………… 129

　　第二节　慢性胆囊炎 …………………………………………… 131

第三节 胆石症…………………………………………133

第四节 急性胰腺炎……………………………………143

第五节 慢性胰腺炎……………………………………146

第六章 消化内镜的临床应用……………………………150

第一节 消化内镜的发展史及启用领域…………………150

第二节 消化内镜的规范化操作…………………………157

第三节 消化内镜诊断应用进展…………………………160

第四节 消化内镜治疗应用进展…………………………170

第五节 消化内镜介入治疗技术…………………………185

参考文献…………………………………………………206

第一章 食管疾病及治疗

第一节 先天性食管疾病

先天性食管畸形可分为两大类：一类为食管本身的异常，包括食管缺如、食管重复、食管闭锁、食管蹼、食管狭窄、短食管、食管扩大和食管憩室等疾病；另一类为周围组织畸形对食管功能的影响，当然也常合并有多种器官（包括食管）的畸形，现分述如下：

一、食管缺如和短食管

（一）食管缺如

食管缺如是指食管全无，只见于畸胎。有的在正常食管位置有一纤维肌肉带，有时横膈下部的食管缺如，常合并其他严重畸形，此种患者常早夭亡。

（二）先天性短食管

先天性短食管是一种先天性畸形，极少见，占食管先天性畸形的 1.2%。出生时食管与胃连接处甚至胃的一部分位于膈肌之上。

1. 分型

可分为两种类型：第一种即食管短，并有进行性纤维性变导致食管内腔缩小。所以有咽下困难和反胃症状，症状常在出生后即开始；第二种食管无进行性纤维性变，故无食管狭窄症状，常在 X 线照片或尸检时偶然发现。此型在成人可有轻度咽下困难和胸骨后疼痛的症状，常放射至背部，此系胃酸反流至食管产生溃疡所引起。

2. 诊断

依靠 X 线及食管镜检查。X 线诊断要点有二：①贲门在横膈以上，不因患者站立或躺下而有位置变动。②食管短，食管和胃的交界处常在第七和第八胸椎部位，达不到横膈平面，缺乏膈疝患者的食管扭转迂曲，并有轻度狭窄现象。有的与膈疝仍不易鉴别，须赖于手术证实。食管镜检查可见：食管上段轻度扩张，狭窄上方有食管炎现象，亦可有溃疡，狭窄部较硬，食管镜不易通过，如能通过，在横膈上方可见胃黏膜皱襞。

3. 治疗

饭后或睡眠时采取右侧卧位，防止胃酸反流入食管造成食管溃疡。注意饮食，必要时在饭后服胃酸中和剂。食管轻度狭窄者可行扩张疗法。狭窄较重，用手术切除，行食管胃吻合术；食管过短，可行结肠代食管术。

二、先天性食管狭窄

先天性食管狭窄较少见，约占全部食管狭窄的 11.5%。先天性食管狭窄常是单一的，也有多发的。狭窄的长度不一，介于 1 ~ 10cm。狭窄程度轻重不同，管腔直径一般为 0.2 ~ 0.8cm。狭窄部位常在食管中段或中下段。

1. 临床表现

症状的轻重和出现的时间与狭窄的程度有关。狭窄轻的可以终身无症状，或吃饭较正常人慢，非细嚼后不能咽下。较重的不能进固体食物。一般在 6 个月后加辅食时，才出现咽下困难，有呕吐，但无任何痛苦表现，呕吐物无酸味。重症患儿在出生数日或数周即有咽下困难，咽下时有呕吐、咳嗽和发绀等症状。有些较大患儿，狭窄上方食管扩张成囊状，充满食物，压迫气管或支气管，可发生喘鸣音，饭后可有暂时憋气和发绀。由于误吸，可反复发作气管炎和支气管肺炎。

2. 实验室检查

食管钡剂造影所见，多在食管中段或中下段出现 1 ~ 10cm 长的狭窄区。狭窄上方的食管轻度扩张，但不如后天性狭窄者明显。狭窄部呈细而不规则的充钡影，狭窄远端突然膨大而形成正常管腔。如狭窄部分短，且位于食管下端，则与贲门痉挛相似。

食管镜检查所见，狭窄上方的食管腔正常或轻度扩张。黏膜正常或轻度充血。狭窄部多为中等硬度的苍白色组织，亦可为红色而无黏膜被覆。中心部有环形狭窄孔，直径大小不等，一般为 0.2 ~ 0.5cm。

3. 诊断

根据症状、食管造影和食管镜检查可以确诊。

4. 治疗

扩张疗法效果良好，一般多采用经口扩张法，即用右手持塑料探子，左手持吸引管，将探子头放在喉咽部，吸出咽部分泌物。在患儿恶心或吞咽时，探子可自行进入食管，缓慢通过狭窄区而进行扩张。此法不用食管镜，患儿痛苦小，器械设备简单，探子粗细不受食管镜的限制，方便易行。个别不易扩张的患儿，则需做胃造瘘术，再行循环扩张疗法。狭窄段长而较重者，则行狭窄段切除术和食管与食管，或食管与胃的吻合术。

三、先天性食管闭锁

先天性食管闭锁及食管气管瘘在新生儿期并不罕见，占消化道发育畸形的第三位，仅次于肛门直肠畸形和先天性巨结肠。高龄产妇、低体重儿易于发生。男孩发病率略高于女孩。过去患本病小儿多在出生后数天内死亡。近年来由于小儿外科的发展，手术治疗成功率日见增高。

1. 病因

胚胎初期食管与气管均由原始前肠发生，两者共同一管。在 5 ~ 6 周时由中胚层生长一瓣膜，将食管气管分隔，腹侧为气管，背侧为食管。食管先经过一个实变阶段，由管内上皮细胞繁殖增生，使食管闭塞。以后管内出现空泡，互相融合，将食管再行贯通成空心管。若胚胎在前 8 周内发育不正常，分隔、空泡化不完全可引起不同类型的畸形。有人认为与血管异常有关。前肠血流供应减少，可致闭锁。

2. 病理

食管闭锁常与食管气管瘘同时存在，约占 90%，极少数病例无瘘管。

食管闭锁可分 5 个类型。①Ⅰ型：食管上下两段不连接，各成盲端。两段间的距离长短不等，同气管不相通。可发生于食管的任何部位，一般食管上段盲端常位于 T_1 ~ T_4 水平，下段盲端多在膈上。此型较少见，占 4% ~ 8%。②Ⅱ型：食管上段与气管相通，下段呈盲端，两段距离较远。

此型更少见，占 0.5% ~ 1%。③Ⅲ型：食管上段为盲管，下段与气管相通，其相通点一般多在气管分叉处或其稍上处。两段间的距离超过 2cm 者，称 A 型，不到 1cm 者，称 B 型。此型最多见，占 85% ~ 90% 或更多。④Ⅳ型：食管上下段分别与气管相通，也是极少见的一种类型，占 1%。⑤Ⅴ型：无食管闭锁，但有瘘与气管相通，又称 H 型，为单纯食管气管瘘，占 2% ~ 5%。

由于以上不同病理情况，小儿口腔分泌液或乳液积聚在食管上段盲袋内，均可回流至咽部，被吸入呼吸道。食管与气管有瘘者可直接流入气管。食管下段与气管相通，胃液可反流入气管。最后均可引起吸入性肺炎。

食管闭锁也常同时合并其他畸形，约占 50%，Ⅰ型最易发生。以先天性心脏病（19% ~ 35%）、肠闭锁、肛门闭锁（20% ~ 40%）最常见，其次为生殖泌尿系统（10% ~ 15%）、肌肉骨骼系统、颜面（兔唇、腭裂）、中枢神经系统畸形。以上畸形有的也会危及生命或需紧急手术。

3. 临床表现

由于食管闭锁胎儿不能吞咽羊水，母亲常有羊水过多史，占 19% ~ 90%。小儿出生后即出现唾液增多，不断从口腔外溢，频吐白沫。由于咽部充满黏稠分泌物，呼吸时咽部可有呼噜声，呼吸不畅。常在第一次喂奶或喂水时，咽下几口即开始呕吐，因食管与胃不连接，多呈非喷射状。因乳汁吸入后充满盲袋，经喉反流入气管，引起呛咳及青紫，甚至窒息，呼吸停止，但在迅速清除呕吐物后症状即消失。此后每次喂奶均发生同样症状。无气管瘘者腹部呈舟状，有气管瘘者因大量空气进入胃内，腹胀较明显。最初几天排胎便，但以后仅有肠分泌液排出，很快发生脱水和消瘦。继发吸入性肺炎，常侵犯右上叶，可出现发热、气促、呼吸困难等症状。如得不到早期诊断和治疗，多数病例在 3 ~ 5d 内死亡。

4. 诊断

凡新生儿有口吐白沫，生后每次喂奶均发生呕吐或呛咳、青紫等现象，再加以伴发其他先天畸形或母亲有羊水过多史，都应考虑有先天性食管闭锁的可能。腹部平软表示无瘘管存在。上段有瘘管多出现喂奶后呛咳、呼吸困难等症状。下部有瘘管则出现腹胀。进一步明确诊断，简易方法可从鼻孔插入 8 号导尿管，正常小儿可顺利无阻通入胃内。而患儿插入到 8 ~ 12cm

时，常因受阻而折回，但应注意有时导管较细可卷曲在食管盲端内，造成入胃假象。检查有无瘘管，可将导尿管外端置于水盆内，将导管在食管内上下移动，当尖端达到瘘管水平，盆内可见水泡涌出，患儿哭闹或咳嗽时水泡更多，根据插入导管长度也可测定瘘管位置。如有条件可拍 X 线平片，观察导尿管插入受阻情况，同时了解盲端高度，一般在胸椎 4 ~ 5 水平，Ⅰ 型、Ⅱ 型胃肠内不充气。Ⅲ 型、Ⅳ 型、Ⅴ 型空气由瘘管入胃，可见胃内充气。经导尿管注入碘油 1 ~ 2mL，做碘油造影虽可检查有无瘘管，但因有增加吸入性肺炎的危险，一般不做常规检查，忌用钡剂。有人用食管镜或气管镜直接观察，或在气管镜内滴入亚甲蓝，观察食管内有无亚甲蓝流入。应尽量争取在尚未继发肺炎时明确诊断。

5. 治疗

早期诊断是治疗成功的关键，可争取在肺炎或脱水发生前进行手术。较晚期病例，应做 12 ~ 24h 术前准备，改善一般情况后再进行手术。包括给氧、禁食、吸引咽部食管内积液、矫正脱水、用抗生素控制感染、输血浆或全血、静脉营养等。在清醒状态下，气管内插管，然后用乙醚吸入麻醉，或用静脉复合麻醉、高位硬脊膜外腔阻滞麻醉。于右侧胸部 4 ~ 5 肋间处切口，做一期食管端端吻合术和食管气管瘘结扎术。以下指征提示病情严重，如早产儿、低体重儿、伴有严重畸形、合并严重肺炎、食管上下端间距过大，或食管下端异常细小，手术时发现食管组织异常脆弱或血运欠佳等。后者可做缓期手术和分期手术。据近年报道，采用缓期、分期手术者存活率有显著提高，即先结扎气管瘘，做胃造口术，以后再做吻合术。

做缓期手术者，患儿应采取 45° 坐位，以防止胃内容物逆流入气管，并插管于食管内以吸引分泌物。胃造瘘插管可吸出胃内气体，同时进行喂养。术后护理极为重要，尤其是呼吸管理，一般前 3d 静脉输液维持营养。

6. 预后

随着诊断、治疗、护理技术不断改进，目前手术治愈率逐渐提高。治愈的关键在于小儿的一般情况、畸形的型别、食管两段间的距离、有无其他严重畸形、有无肺部并发症，以及手术前后是否处理得当。国外体重＞2.5kg、无并发症者手术治愈率可达 95% ~ 100%。体重＜2.5kg，无并发症者达 85% ~ 95%；有并发症者为 40% ~ 80%，国内为 40% ~ 50%。术后并发症可有食管吻合口瘘或狭窄（25% ~ 55%）、食管气管瘘复发、胃食管反流（25% ~ 68%）等。远期随访肺功能异常发生率较高，由于继发胃食管反流，反复发生肺吸入所引起。

四、先天性食管重复（双食管）

1. 病因和病理

胚胎时期发育异常可致双食管，但比较少见，多呈球形或腊肠形囊肿，位于后纵隔内。其壁由黏膜、黏膜下组织及肌层组成，是胃肠道重复畸形的一部分。囊肿一部分为食管源性，大部分为胃肠源性移位于此。黏膜的组织学特点根据起源而异，囊肿所含液体也有所不同。如为胃源性可含胃酶、蛋白质、无机盐，与胃液类似。囊肿由于分泌液体，可相当大，突出于一侧或两侧胸腔内，但大多位于右侧。

2. 临床表现

根据囊肿大小、位置而有所不同，症状与体征与后纵隔肿物相同，多发生呼吸道压迫症状，如呼吸急促、青紫、呼吸困难等，出生后不久就可出现。有时也出现咽下困难、呕吐等症状。如为胃源性，可致溃疡，出现胸痛、呕血等症状。

3. 诊断

X 线检查有时与心外形异常不易鉴别，侧位、斜位像可明确诊断，并可见囊肿圆形边界。钡剂检查常可见食管移位。一般不需要食管镜或气管镜检查。

4. 治疗

诊断确定后应立即手术治疗。

五、先天性食管憩室

食管憩室是指与食管腔相通的囊状突起。其分类比较复杂。按发病部位可分为咽食管憩室、食管中段憩室和膈上食管憩室。依据其机制不同可分为牵引性、内压性及牵引内压性憩室。根据憩室壁的构成可分为真性憩室（含有食管壁全层）和假性憩室（缺少食管壁肌层），还有先天性和后天性憩室之分。食管憩室相对少见，在国外以咽食管憩室居多，而我国以食管中段憩室较多，膈上憩室少见。好发于成年人，多数患者年逾 50 岁。男性发病率比女性高 3 倍。

（一）病因和发病机制

食管憩室的病因和发病机制尚未完全清楚。咽食管憩室系咽食管连结区的黏膜和黏膜下层，在环状软骨近侧的咽后壁肌肉缺陷处膨出而成，又称为 Zenker 憩室，也叫咽囊。UES 由环咽肌、下咽缩肌和食管上端环状纤维共同组成，其主要功能有：①保持静止状态下的关闭，防止食管内容物反流进入咽部，使气管、支气管得以免受来自食管内物质的侵袭。②阻挡空气吸入食管腔内，防止呼吸引起的食管扩张。③吞咽时立即开放，保证适量的食团迅速通过咽部进入食管。UES 的后壁即下咽缩肌的斜形纤维和环咽肌的横行纤维之间存在一个缺乏肌层的三角形薄弱区。当吞咽时食管下端括约肌（LES）未能协调地充分弛缓，致使该区内压急剧增加，导致局部黏膜自薄弱区疝出，形成内压性假性憩室。

食管中段憩室多发生于气管分叉面的食管前壁和前侧壁。它的形成与邻近气管、支气管淋巴结炎症、粘连、瘢痕收缩有关，致使食管壁向外牵引而形成牵引性憩室。膈上食管憩室确切的病因不详，常与贲门失弛缓症、食管弥漫性痉挛、膈疝、食管炎并存。推理可能与先天发育不良或（和）食管运动功能障碍有关。

（二）临床表现

Zenker 憩室一旦出现，其大小、症状、并发症的发生率及严重程度均呈现进行性加重。症状的出现可能与 UES 功能不全、并发憩室炎、憩室周围炎及憩室过大而产生压迫有关。早期症状是吞咽时咽部有异物感或阻塞感，并产生气过水声。随着憩室增大，出现咽下困难和食物反流。夜间的食物反流导致支气管炎、肺炎、肺不张、肺脓肿等，呼吸时带有口臭。憩室囊袋扩大并下垂至颈椎左侧，在颈部可能触及一个柔软的肿块。憩室还可压迫喉返神经产生声音嘶哑，压迫颈交感神经产生 Horner 综合征。后期憩室继续增大可引起食管完全梗阻，并发憩室炎、溃疡、出血、穿孔、纵隔炎和鳞癌。

食管中段憩室为牵引性、真性憩室。憩室口大底小，囊袋可高于憩室颈部，因其收缩排空良好，则多数患者无症状，仅在 X 线检查时偶然发现。

少数患者有咽下困难。憩室过大可出现食管反流。并发憩室炎有胸骨后疼痛，偶有穿孔、纵隔炎、纵隔脓肿或食管支气管瘘等。

膈上食管憩室的症状与并发症有关。有胸骨后疼痛、咽下困难、食物反流等。偶并发癌症及自发性破裂。

（三）诊断

食管憩室的诊断主要依据食管 X 线吞钡检查。

1. X 线检查

由于小憩室可被充钡的食管所掩盖，应移动体位进行观察。Zenker 憩室采取左侧斜位易见，因其好发于食管后壁左侧，所以头部转向左侧时更易显示。初期憩室呈现半月形光滑膨出，后期呈球状，垂于纵隔内。憩室巨大可压迫食管。内有食团时可见充盈缺损，并发炎症时黏膜粗糙。食管中段憩室可见漏斗状、圆锥状或帐篷状光滑的膨出物。总之，食管憩室的 X 线征象具有特征性，因此不易与其他疾病混淆。

2. 食管镜检查

应在直视下进行，以免误入憩室内引起穿孔。内镜可见到憩室开口，即可判断其大小和部位，并能排除有无并发症，如炎症、出血、溃疡和癌变。

（四）治疗

食管憩室的治疗取决于有无症状和并发症。

（1）Zenker 憩室者症状不重又无并发症，可行保守治疗。采用水囊或气囊扩张法，可使症状得到明显缓解，并嘱餐后俯卧位和反复做吞咽或咳嗽动作，可助憩室内的潴留物回到食管中，并发憩室炎者可吞饮含抗生素的药水。若保守治疗无效或有并发症时，需切除憩室。手术要从憩室颈部切除，不得有憩室囊袋残留，否则易于再发。有学者主张在憩室切除的同时进行环咽肌切开术，因 UES 的动力学失常在其发病上起重要作用，去除此原因，可减少复发。

（2）食管中段憩室一般无须任何治疗，并发食管炎和（或）憩室炎时，采用保守治疗，行制酸、消炎治疗，常能使症状消除。若因憩室周围炎导致穿孔、脓肿或瘘管形成时，则需手术治疗。

（3）膈上食管憩室的治疗取决于症状的严重程度，小而无症状的憩室无须任何治疗，即使憩室较大，但没有引起食管受压或食物反流，也不予处理。如出现咽下困难和疼痛或癌变，则需手术治疗。有学者主张手术切除憩室同时修复食管裂孔疝，以纠正 LES 功能失常和横膈病变。

六、先天性食管蹼和食管环

食管蹼是在管腔内一层薄而脆的蹼状隔膜，食管环则为一层厚而韧的狭窄环。两者的 X 线片表现往往相同，难以严格区分。食管蹼和食管环易与食管的肌肉收缩和狭窄相混淆，因此，判断蹼和环是否存在，应包括症状、体征、X 线所见，行测压检查及内镜直视下活组织检查。自 1953 年报道下食管环是造成吞咽困难原因之一以后，本病才逐渐引起人们的关注，不论人们有无症状，本病发现率日益增多。下食管环的诊断很大程度上首先取决于 X 线检查是否仔细和是否熟练，当然食管充钡时的扩张度要超出环的宽度，否则看不出环所造成的狭窄。据国外统计，6% ～ 14% 可见到下食管环，但其中仅有 1/3 为症状性下食管环。男女均有发现，但症状性下食管环以男性居多，发病年龄多在 40 岁以上。

（一）分类

（1）按照蹼和环在食管所在的部位可分为上食管蹼、中食管蹼、下食管蹼、下食管环。现分别介绍如下：

A. 上食管蹼：系咽下部或食管上部有隔膜形成，常合并食管狭窄。患者一般为中年妇女，主要症状是吞咽困难和缺铁性贫血。约 10% 患者有上消化道鳞癌，包括食管癌，又叫 Plummer-Vinson 综合征。

B. 中食管蹼：其蹼是由正常上皮或炎性上皮所组成的黏膜隔膜。比上食管蹼更罕见，男女均可发病。婴儿也有，但更多见于成年人。多数患者无症状，仅在 X 线检查时发现一薄的钡剂充盈缺损，厚度为 1 ～ 2mm，在蹼的上下方食管呈现同等程度的扩张。在 5 ～ 11 个月以后的婴儿出现间歇性呕吐或突然发生食管梗阻，应考虑到先天性中食管蹼。成年人发生中食管蹼，其原因不明。症状为吞咽较硬食物时发生间歇性咽下困难，患者有食物停滞在胸骨后的感觉。内镜可见一个无明显炎症的黏膜膈膜。测压检查正常，细胞学检查多无异常。本病需要与食管炎症性狭窄、食管肌收缩和食管癌相鉴别。中食管蹼多数无症状，预后良好，无须治疗。万一并发蹼内食物嵌塞，出现疼痛性吞咽困难，可在内镜下取出食丸，或试用探条扩张及内镜下切除蹼。

C.下食管蹼：它位于鳞状上皮和柱状上皮交界上方 2cm 处，也是一种黏膜膈膜。蹼的表面覆盖一层鳞状上皮，可呈现表皮角化，黏膜下有少许炎性细胞，其厚度为 1 ~ 2mm。临床特点与下食管环相似。X 线的特征既不同于中食管蹼也不同于下食管环，蹼的近端（头端）呈对称性食管膨大，蹼的远端（食管前庭区）呈现双凹面。治疗同下食管环。

D.下食管环：这是一种位于食管和胃黏膜交界处的鳞柱状环，也是一种黏膜或肌肉膈膜所构成的收缩环（Schatzki 环），其管腔内径小于 2mm，当腔径为 1.3mm 时，可出现咽下困难，称为症状性下食管环。

（2）从形态上可将本病分为两种，即肌环和黏膜环，虽位于鳞柱状上皮交界处，但位置略有不同，肌环总是位于黏膜环上方。黏膜环由结缔组织、黏膜和血管构成，环的表面覆盖一层鳞柱状上皮。肌肉环是由增厚的环状肌束所组成，有数量不等的炎性细胞。国外在尸检材料中约有 14% 阳性率，尸检标本中黏膜环比肌环远为多见，环薄而柔嫩，把食管和胃分隔开，可起到防止酸性胃液反流的作用。

在后期炎症性膈膜所形成的环，称为纤维环，即第三种环，呈现轮状狭窄。

（二）临床表现

间歇性吞咽困难是下食管环的主要症状，当匆忙进食时，患者会感到有一食物团块堵住食管而不能下咽。此时，患者会设法把食物吐出来，或试图饮水将其冲下去，以缓解症状。如此法奏效，患者则从中吸取教训，为排除因匆忙进食而引起的咽下困难，往往在进食时注意力集中，细嚼慢咽，乃至数周甚至数月不再出现症状。

因下食管环具有防止酸性胃液反流的作用，患者没有胃灼热的感觉。但反复扩张术后，吞咽困难虽消失，患者却出现胃灼热感。Eastridge 总结了88 例下食管环，经 X 线检查均有滑动性食管裂孔疝，两者并存者，可出现反流症状。

食管梗阻为其并发症之一。少数患者反复发作，引起食管扩张，可导致食管自发性破裂。

（三）诊断

主要依靠 X 线检查。患者采取侧卧位，做 Valsalva 动作时摄片，可使环上下的食管腔扩张，易于显示食管环，从而定位，测其环的直径。它的特征与下食管蹼相反，在环的近侧呈现双凹面，环的远侧与胃相邻。食管镜检时，先充气把食管下段完全膨胀起来，食管环才清晰可见。直视下活检，排除食管炎、食管癌等疾病。

（四）治疗

嘱患者进食时，细嚼慢咽，避免激动、紧张。正确的进食方法比应用解痉剂更为有效。一旦出现急性食管梗阻，需紧急内镜下取出食丸或将其推下，即可解除梗阻。必要时可采用扩张疗法，常常有效。如形成纤维环所致的轮状狭窄，可行外科切除。由于狭窄环可造成食管短缩，导致疝的形成，无论裂孔疝是否为其因或果的关系，在切除环时，均需修补食管裂孔疝。总之，治疗的目的是断裂环部，解除梗阻及并存的反流。

七、周围组织畸形对食管功能的影响

（一）先天性血管畸形压迫食管

这类畸形引起的食管梗阻多不严重，因此症状也较轻。

上纵隔血管先天性畸形包括主动脉弓及其分支，或肺动脉分支围绕气管和食管形成血管环，引起不同程度的压迫症状，这类疾病不太常见。某医院收治血管环患儿 11 例，其中双主动脉弓 1 例、右主动脉弓左动脉韧带 4 例、右锁骨下动脉畸形 3 例、肺动脉畸形 3 例。

1.类型

能引起气管和食管阻塞症状者分六型，即双主动脉弓、右主动脉弓左主动脉韧带、锁骨下动脉畸形、无名动脉畸形、左颈总动脉畸形和左肺动脉畸形，现分述如下：

（1）双主动脉弓：升主动脉在主动脉弓处分为两支，一支在气管前面，另一支在食管后面，两支重新结合成为降主动脉。形成血管环包围气管和食管，多数患者的前支较小，但亦有后支较小者，两者都能产生不同程度的气管和食管压迫症状。如血管环明显压迫气管和食管，气管在主动脉弓平面成为三角形的管腔。动脉导管连接主动脉，使肺动脉干的分叉紧贴气管前方，加重血管对气管的压迫。特别是左右主动脉弓交界在食管后方，比在食管左侧压迫为甚。因为动脉导管向后转时，张力很大，使肺动脉分叉紧紧地贴在气管前面。

（2）右主动脉弓左主动脉韧带（亦有较少见的左主动脉弓右主动脉韧带和右侧降主动脉）：正常的主动脉弓是自右向左在气管前面，再弯向下而成为降主动脉。本病的主动脉弓自右向上越过右支气管后，转向食管后方，沿脊柱的左缘向下行，成为降主动脉。降主动脉的位置略偏右，因此食管较正常者略偏左。动脉韧带多位于左侧，自肺动脉干分叉处沿食管左侧向后连接主动脉弓。这样，右侧有右主动脉弓，后面有其食管后部分，左侧有主动脉憩室及动脉韧带（导管），前有肺动脉分叉形成一个血管环，围绕气管食管，造成不同程度的压迫。

（3）锁骨下动脉畸形：正常的右锁骨下动脉自无名动脉发出，若发源异常，即自左锁骨下动脉左侧发出，成为正常主动脉弓的第四分支，是这类畸形常见的一种。自左下至右上走行在食管后面压迫食管，亦可走行在气管和食管之间，压迫气管。右主动脉弓畸形者，左锁骨下动脉可在无名动脉右侧，自主动脉弓发出，经过食管后方造成食管狭窄症状；若与动脉韧带相连，形成血管环，则压迫气管和食管。

（4）无名动脉畸形：无名动脉发源比正常者偏左，自左下向右上横过气管前方，压迫气管。

（5）左颈总动脉畸形：左侧颈总动脉发源比正常者偏右，自右下向左上横跨气管前方，压迫气管。

（6）左肺动脉畸形（肺动脉环或吊带）：此种畸形是左肺动脉发源于延长的肺动脉干或右肺动脉，位于气管和食管之间，并压迫气管，引起呼吸困难。由于气管、支气管自幼受压，发育受影响，常合并气管下段和支气管狭窄。偶有合并气管软骨环全环畸形者。

2. 临床表现

（1）临床症状：因畸形性质和梗阻程度的不同而症状不同，一般表现为呼吸困难和吞咽困难。

A. 呼吸困难：血管环压迫气管，婴儿期即出现症状。表现为哺乳时哭叫，呼吸粗而喘鸣，呼吸困难，上呼吸道发炎时加重，反复发作哮吼，可出现金属声咳嗽。食管狭窄的近端已有扩张者更明显，易误诊为先天性喉鸣、急性喉炎和喘息性气管炎。双主动脉弓、无名动脉和左颈总动脉畸形的患者，头常后仰，以减轻呼吸困难和喘鸣。无名动脉畸形者，常有反射性呼吸停止及发绀。发作时患儿无力、苍白、无反应，有时甚至出现昏迷。需要手术治疗的患者中，常有此种发作者占50%，自然发作或在喂食时发作。呼吸道分泌物多而不易控制，因饮食时呛咳，误吸不可避免，常患肺炎。

B. 吞咽困难：可有可无，锁骨下动脉畸形常无此症状，或仅有轻度吞咽困难。常在患儿改成固体食物时诱发，进食慢，或反复呕吐。双主动脉弓或右主动脉弓左动脉韧带压迫食管者，吞咽困难较重。有血管环的患儿，多在进食时喘鸣和哮鸣音加重，并经常出现青紫和呛咳等呼吸道症状。

（2）体格检查：典型的患儿发育不良，呼吸粗而急促，肋间隙内陷，有喉鸣音和哮鸣音。呼吸困难，呼吸延长，哭闹或弯颈时加重。头后仰时喘鸣音减轻或消失，颈向前屈时不能忍受。患儿常有饥饿表现，但开始哺乳即因青紫和呛咳而终止。只能小量缓慢喂养，才可吃进一部分。多数患儿的心脏正常，肺有哮鸣音或粗细啰音。

3. 诊断

根据喘鸣、呼吸困难和吞咽困难的病史，X线和内镜检查多可确定诊断。

（1）病史：此类患儿出生后即有呼吸粗、喘鸣和呼吸困难等症状。发生轻微上呼吸道炎症则呼吸困难加重，反复发作哮吼，有金属声咳嗽。多有轻重不一的吞咽困难，特别是在饮食时发生呛咳、发绀和呼吸困难等呼吸道症状，这对血管环的诊断更有意义。常出现急性反射性呼吸停止及发绀者，应考虑无名动脉畸形。仅有轻度吞咽困难者，应该除外锁骨下动脉畸形。

（2）X线检查：胸部X线检查可见肺气肿、局限性肺不张或肺炎。有时发现右主动脉弓，但无法解释呼吸困难。侧位片可见气管隆突上方狭窄。食管钡餐造影为诊断血管环的简便有效方法，在气管狭窄平面的两侧或后壁，第二、第三胸椎平面可有血管压迹。欲了解气管被压程度，在病史、体检和食管造影确定诊断后，可作气管碘油造影，以观察气管壁受压情况而发现畸形。多无须做心血管造影，少数病例如做此造影，可见血管构造清楚，并可发现其他心血管畸形。

（3）内镜检查：食管镜检查，食管内有搏动性弓形隆起。支气管镜检查，喉部无异常，气管前壁或后壁有搏动性压迫，管腔变平变窄。支气管镜越过血管压迫部，呼吸困难多立即缓解，狭窄下方多有大量分泌物积存。各型内腔镜所见如下：

A. 双主动脉弓：以食管镜触及食管后壁因血管异常而形成的隆起时，感到与腕部或颈部动脉一致的搏动。支气管镜的典型表现，是气管前壁在主动脉弓平面有横形的搏动性压迹。气管镜通过压迫梗阻部位后，呼吸改善。

B. 右主动脉弓左主动脉韧带：食管镜检同双主动脉弓，支气管镜检查，气管前壁在主动脉弓平面受压狭窄。

C. 锁骨下动脉畸形：食管镜检查，食管入口下方，食管后壁（或前壁）可见弓形隆起，有与脉搏一致的搏动。食管镜端压迫该隆起时，右侧（或左侧）肱动脉和桡动脉搏动减弱或消失。食管镜退出后，该两动脉搏动恢复。气管镜检查，若锁骨下动脉走行在气管食管间，气管后壁有搏动性的压迫，气管腔扁平狭窄。

D. 无名动脉畸形：支气管镜检查的典型发现，是前方搏动性压迫从左下至右上。受压区较短，一般在隆突上 1 ~ 2cm 处。如用支气管镜端触压搏动狭窄处，右颞及右肱动脉的搏动可消失或减弱。血管腔外压迫可使气管腔减少 20% ~ 50%，如用支气管镜端向前压，可阻断右颞动脉的搏动。向后压迫食管壁，则可阻断右肱动脉搏动。一般可用上法排除向后压迫食管的双主动脉弓。

E. 左颈总动脉畸形：支气管镜检查同无名动脉畸形。

F. 肺动脉环畸形：支气管镜检查，气管下段和支气管狭窄。食管镜检查，可发现前壁有横形搏动性的隆起。

4. 鉴别诊断

对有喘鸣、呼吸困难或吞咽困难者，应与下列疾病相鉴别：

（1）颈部或咽部疾病所致吞咽梗阻：如颈部淋巴管瘤、巨舌或舌后垂和咽后壁脓肿等，仔细检查颈部和咽部可除外。

（2）喉部疾病：如先天性喉鸣和急性喉炎。血管环患儿自幼呼吸有喘鸣，呼吸困难，哺乳发呛，很像较重的先天性喉鸣。发生上呼吸道炎时，喘鸣及呼吸困难加重，又似急性喉炎，但无声嘶和犬吠样咳嗽。喉直达镜检查可除外喉部疾病。

（3）纵隔肿瘤和异物：胸部 X 线检查可除外。

（4）气管食管疾病：食管钡餐造影可鉴别气管食管瘘和血管环腔外压迫。支气管镜检查可除外气管狭窄和软化。

5. 并发症

（1）其他畸形：北京儿童医院所见 11 例中，伴发其他畸形者 8 例，其中头小、指（趾）短、赘生指、腭裂、脐疝、先天性食管狭窄、右旋心、房间隔缺损、卵圆孔开放、气管憩室、气管软骨全环畸形、肺发育不良各 1 例，室间隔缺损 2 例，气管狭窄、支气管狭窄和肺分叶畸形各 2 例。

（2）肺炎：北京儿童医院 11 例中，并发肺炎者 8 例，其中反复发作者 1 例。

6. 预后

血管环的预后按畸形性质和压迫的严重程度而定。双主动脉弓、右主动脉弓左动脉韧带和肺动脉环，压迫气管严重，由于梗阻性呼吸困难、败血症或继发肺炎，可突然死亡。手术效果良好，手术死亡率低，术后能解除呼吸困难和吞咽困难，喘鸣音消失，哺乳不再窒息或误吸，呼吸不再受颈部屈伸的影响，但响声呼吸尚可持续数日。肺动脉环常合并气管和支气管狭窄，预后较差。

7. 治疗

血管环压迫症状严重者，应做手术治疗。症状较轻者，可行保守疗法。

（1）保守疗法：亦可作为术前治疗。症状严重的婴儿用鼻饲，经常吸引喉咽腔的分泌物，吸氧，保持高湿度环境，使用抗生素、激素、镇静剂、抗过敏药物或气管扩张剂。必要时作气管内插管、吸痰、注入药物（激素和气管扩张剂的混合液）。

（2）手术疗法：在血管环诊断确定后，并经短时间观察后进行手术，因拖延太久可增加死亡率。特别是双主动脉弓和右主动脉弓左动脉韧带类型的患儿，可突然死亡。有气管压迫症状者，应及早手术，以免气管长期受压，术后遗留气管狭窄。各型手术方法如下：

①双主动脉弓：手术切断结扎前弓或后弓，可视具体情况而定。②右主动脉弓左主动脉韧带：症状轻者无须治疗；症状重者，手术切断动脉韧带，并将肺动脉向前悬吊在胸骨后，以减轻气管受压。③锁骨下动脉畸形：症状轻者无须治疗，重者可手术切断结扎畸形的锁骨下动脉。④无名动脉和左颈总动脉畸形：若呼吸道梗阻严重，应行手术治疗。将畸形的无名动脉或左颈总动脉悬吊在胸骨后面。⑤肺动脉环：将畸形的左肺动脉自发源部截断，移于气管前，与肺动脉干吻合。

（二）先天性右支气管异位

虽然肺和食管在胚胎时是由同组织发展而成的，但肺和食管相连则极罕见。

第二节　胃食管反流病

一、概述

胃食管反流病（GERD）是指胃内容物反流，引起令人烦恼的症状和（或）并发症。典型反流症状为胃灼热和反酸，并可有非心源性胸痛、咳嗽、慢性咽喉炎、支气管哮喘、睡眠障碍等食管外表现。广东省的流行病学调查显示，每月及每周有胃灼热和反酸症状的人群患病率分别为 17.8% 及 5.8%，提示 GERD 相关症状在人群中较为普遍。GERD 是一种多因素疾病，也是近年来消化领域研究的热点。

24h 食管 pH 监测发现，正常人群均有胃食管反流（GER）现象，但无任何临床症状，故称为生理性 GER。其特点为：常发生在白天而夜间罕见；餐时或餐后反流较多；反流总时间少于 1h/24h。在下列情况下，生理性 GER 可转变为病理性 GER，甚至发展为反流性食管炎。GERD 是由多种因素造成的消化道动力障碍性疾病。胃食管反流病的主要发病机制是抗反流防御机制减弱和反流物对食管黏膜攻击作用的结果。包括：①食管胃连接处解剖和生理抗反流屏障的破坏。②食管酸廓清功能的障碍。③食管黏膜抗反流屏障功能的损害。④胃排空异常。⑤胃十二指肠反流。⑥幽门螺杆菌（Hp）。

Hp 与胃炎、溃疡病以及胃癌的关系已基本明确，但 Hp 与 GERD 的关系尚未证实，关于 Hp 是诱发 GERD 还是具有保护作用的争议仍然较多。一些研究显示 Hp 对 GERD 患者是保护作用，Hp 感染人群中有 GERD 者明显低于无 GERD 者，但另有研究表明此种差异与研究地区有关。一项临床试验证实根除 Hp 使 PPI 治疗 GERD 无效。然而，许多学者持不同观点，认为根除 Hp 与 GERD 发生大多无关，且一般不加重已存在的 GERD。

病理上肉眼可见食管黏膜流血、水肿，脆而易出血。急性食管炎时黏膜上皮坏死脱落，形成糜烂和浅表溃疡。严重者整个上皮层均可脱落，但一般不超过黏膜肌层。慢性食管炎时，黏膜糜烂后可继发纤维化，并可越过黏膜肌层而累及整个食管壁。食管黏膜糜烂、溃疡和纤维化的反复形成，则可发生食管瘢痕性狭窄。显微镜下可见鳞状上皮的基底细胞增生，乳头延伸至上皮的表面层，并伴有血管增生，固有层有中性粒细胞浸润。在食管狭窄者，黏膜下或肌层均可见瘢痕形成。严重食管炎者，则可见黏膜上皮的基层被破坏，且因溃疡过大，溃疡边缘的鳞状上皮细胞无法通过再上皮化修复溃疡，而鳞状上皮化生，称为 Barrett 食管。发生于 Barrett 上皮的溃疡称为 Barrett 溃疡。

二、诊断

（一）临床表现

1.胸骨后烧灼感或疼痛

为本病的主要症状。症状多在食后 1h 左右发生，半卧位、躯体前屈或剧烈运动可诱发，在服制酸剂后多可消失，而过热、过酸食物则可使之加重。胃酸缺乏者，烧灼感主要由胆汁反流所致，服制酸剂的效果不著。烧灼感的严重程度不一定与病变的轻重程度一致。严重食管炎尤其在瘢痕形成者，可无或仅有轻微烧灼感。

2.胃食管反流

每于餐后、躯体前屈或夜间卧床睡觉时，有酸性液体或食物从胃、食管反流至咽部或口腔。此症状多在胸骨后烧灼感或烧灼痛发生前出现。

3.咽下困难

初期常可因食管炎引起继发性食管痉挛而出现间歇性咽下困难。后期则可由于食管瘢痕形成狭窄，烧灼感和烧灼痛逐渐减轻而为永久性咽下困难所替代，进食固体食物时可在剑突处引起堵塞感或疼痛。

4. 食管溃疡

病理检查显示为边缘充血水肿、中性粒细胞浸润、细胞变形坏死，部分有肉芽组织或鳞状上皮增生。国外报道良性食管溃疡的尸解检出率达 3.1%，提示临床上本病可能存在较高的漏诊率，应予重视。食管溃疡的病因复杂，常见的有反流性食管炎、物理或化学性损伤等。目前认为，慢性胃食管反流是发生良性食管溃疡的主要机制。良性食管溃疡的主要临床症状类似反流性食管炎、早期食管癌、功能性消化不良等疾病，未见有特异性症状，故难以根据临床症状直接诊断。因此，胃镜及病理组织学检查是诊断及鉴别诊断的重要方法。

5. 并发症

（1）上消化道出血：严重食管炎者可出现食管黏膜糜烂而致出血，多为慢性少量出血。长期或大量出血均可导致缺铁性贫血。

（2）食管狭窄：食管炎反复发作致使纤维组织增生，最终导致瘢痕狭窄。

（3）Barrett 食管：Barrett 食管内镜下的表现为正常呈现均匀粉红带灰白的食管黏膜出现胃黏膜的橘红色，分布可为环形、舌形或岛状。Barrett 食管可发生在反流性食管炎的基础上，亦可不伴有反流性食管炎。Barrett 食管是食管腺癌的癌前病变，其腺癌的发生率较正常人高 30 ～ 50 倍。

（二）相关检查

1. X 线钡餐和食管放射性核素检查

传统的食管钡餐检查通过观察有无钡剂从胃内反流入食管而确诊 GERD，该方法简便、无创，但由于该检查是瞬时性的检查，无法区分生理性还是病理性反流。研究证实食管钡餐检查在正常人群中可有 20% 以上的反流检出率，而在经 24h 食管 pH 监测确诊存在病理性酸反流的人群中仅有 26% 的检出率。因此由于其敏感性和特异性的限制，在无并发症的 GERD 患者中不推荐该检查，但是食管钡餐检查可显示有无黏膜病变、狭窄以及食管裂孔疝等，对有上消化道内镜禁忌证的患者是一个较好的选择。

食管放射性核素检查同样是一种非侵入性的检查，具有迅速、安全的特点，能对食管内残留固体或液体进行定量分析；此外对抗反流药物疗效的观察、抗反流手术后的评价也有一定意义。但由于使用的试餐不同（液体或固体），极大地影响了其敏感性和特异性，目前该检查已较少使用。

2. 食管诱发试验

在 20 世纪中后期，对部分具有胃灼热或胸痛症状而经常规动态 pH 监测、内镜检查或试验性治疗无法确诊的患者，常采用食管诱发试验来确定患者的症状是否源于食管，如滴酸试验、依酚氯铵试验和食管气囊扩张试验等。由于食管诱发试验在不同反流类型中差异较大，如食管炎患者对酸敏感易得出阳性结果，而 Barrett 食管患者对酸的敏感性降低，可得出假阴性结果，故限制了其敏感性和特异性。同时该试验有潜在的风险，如气囊扩张导致食管穿孔等，目前临床上已较少使用。

3. 食管测压

通常采用充满水的连续灌注导管系统测定食管腔内压力，以估计 LES 和食管的功能。测压时，先将压导管插入胃内，然后以 0.5 ~ 1.0cm/min 的速度抽出导管，并测食管内压力。正常人静止时 LES 压力 2 ~ 4kPa（15 ~ 30mmHg），或 LES 压力与胃腔内压力比值＞ 1。当静止时 LES 压力＜ 0.8kPa（6mmHg），或两者比例＜ 1，则提示 LES 功能不全，或有 GER 存在。

食管测压可评价三部分食管的功能：LES、食管体部和上食管括约肌（UES）。有研究发现，GERD 患者 LES 和食管体部功能可出现异常，但 UES 的功能目前未见报道，后者是否与 GERD 的食管外表现，如咽喉不适等症状相关也尚需进一步地研究。

4. 上消化道内镜检查

通过内镜检查，可以确定是否有反流性食管炎（RE）的病理改变，以及有无胆汁反流，对于评价 ER 的病理严重程度有重要价值。根据 Savary 和 Miller 分组标准反流性食管炎的炎症病变可分为 4 级：Ⅰ级为单个或几个非融合性病变，表现为红斑或浅表糜烂；Ⅱ级为融合性病变，但未弥漫或环周；Ⅲ级病变弥漫环周，有糜烂但无狭窄；Ⅳ级呈慢性病变，表现为溃疡、狭窄、纤维化、食管放宽缩短及 Barrett 食管。

内镜检查由于具有直视且可进行组织活检，甚至可进行内镜下食管扩张等优点，目前在临床上应用广泛，且对合并有报警症状，如体重下降和黑便的患者，内镜检查还有助于排除器质性病变，因此我国《胃食管反流病共识意见》已提出将该检查作为 GERD 的常规首选检查。

5. 24h 食管 pH 监测

24h 食管 pH 监测通过将 pH 监测导管从鼻腔插入食管腔内，并在体外一端连接记录仪，记录食管内和（或）胃内 pH 的变化，其意义在于证实反流是否存在。24h 食管 pH 监测能详细显示酸反流、昼夜酸反流规律、酸反流与症状的关系以及对治疗的反应，使治疗个体化。24h 食管 pH 监测的日间变异率较大，且该技术只能检测酸性液体反流，对于其他反流包括气体反流和非酸反流等仍无法检测。鉴于目前国内食管 pH 监测仪应用仍不够普遍的情况，我国专家一致主张在内镜检查和 PPI 试验后仍不能确定是否有反流存在时应用 24h 食管 pH 检测。

6. 食管胆汁反流测定

部分胃食管反流病（GERD）患者有非酸性反流物质因素的参与，特别是与胆汁反流相关。Bilitec 2000 胆汁反流监测仪是光纤分光光度计，可通过检测胆红素来反映胆汁反流存在与否及其程度。其缺点是固体食物颗粒易堵塞探头小孔影响检查结果，因此胆汁反流检测的应用有一定局限性。一般用于食管异常酸暴露已控制而症状仍未缓解的 GERD 患者，寻找难治性 GERD 的病因。随着食管多通道腔内阻抗监测的出现，该检查已逐渐被淘汰。

7. 食管多通道腔内阻抗监测

食管多通道腔内阻抗监测是通过阻抗导管上一系列相邻电极所形成的环路中阻抗的变化来监测反流的；通过顺行或逆行的阻抗变化可区分吞咽和反流，而阻抗值的变化则可判断液体抑或气体反流。目前食管多通道腔内阻抗导管均带有 pH 监测通道，可根据 pH 和阻抗变化进一步区分酸反流（pH < 4）、弱酸反流（pH 在 4 ~ 7 之间）以及弱碱反流（pH > 7），提高反流与症状的关联程度。

最近的研究结果显示，通过阻抗监测可发现 GERD 患者与正常人在各种反流的次数方面并不存在差异，只是前者以酸反流为主，后者则以非酸反流为主；且两者均以混合反流为主（同时有液体和气体的反流）。故尽管该技术在功能上可完全替代 pH 监测，考虑到费效比，是否能取代单纯 pH 监测仍需进一步研究。

（三）诊断依据

（1）有反流症状。

（2）内镜下可能有反流性食管炎的表现。

（3）食管过度酸反流的客观证据，如患者有典型的胃灼热和反酸症状，可做出 GERD 的初步临床诊断。内镜检查如发现有 RE 并能排除其他原因引起的食管病变，本病诊断可成立。对有典型症状而内镜检查阴性者，行 24h 食管 pH 监测，如证实有食管过度酸反流，诊断成立。

由于 24h 食管 pH 监测需要一定仪器设备且为侵入性检查，常难于在临床常规应用。因此，临床上对疑诊为本病而内镜检查阴性患者常用质子泵抑制剂（PPI）作试验性治疗（如奥美拉唑每次 20mg，2 次 /d，连用 7 ~ 14d），如有明显效果，本病诊断一般可成立。对症状不典型者，常需结合内镜检查、24h 食管 pH 监测和试验性治疗进行综合分析来做出诊断。

三、鉴别诊断

虽然 GERD 的症状有其特点，临床上仍应与其他病因的食管病变（如真菌性食管炎、药物性食管炎、食管癌和食管贲门失弛缓症等）、消化性溃疡、胆道疾病等相鉴别。胸痛为主要表现者，应与心源性胸痛及其他原因引起的非心源性胸痛进行鉴别。还应注意与功能性疾病如功能性胃灼热、功能性胸痛、功能性消化不良作鉴别。

四、治疗

（一）一般治疗

1.改变生活方式与饮食习惯

为了减少卧位及夜间反流可将床头抬高 15 ~ 20cm。避免睡前 2h 内进食，白天进餐后亦不宜立即卧床。注意减少一切引起腹压增高的因素，如肥胖、便秘、紧束腰带等。应避免进食使食管下端括约肌（LES）压降低的食物，如高脂肪、巧克力、咖啡、浓茶等。应戒酒及戒烟。避免应用降低 LES 压的药物及引起胃排空延迟的药物。

2.改善生活质量

有研究表明，在 GERD 发病机制中可能有精神障碍等心理因素存在。国外多数学者认为，GERD 患者本身较高水平的焦虑抑郁，常表现出对疾病的适应不良，往往对疾病严重程度估计过重，严重影响患者的生活质量，造成患者生活质量下降。Naliboff 等对 GERD 的研究表明，持久的生活压力可引起胃灼热症状的产生，随着胃灼热频率及程度的增加，患者的焦虑抑郁程度也随之增加，而生活质量明显下降。我们认为精神心理状况的异常与 GERD 患者生活质量降低有关，但两者的因果关系目前尚不清楚，可能互相影响。抑酸治疗后不能获得满意疗效的 GERD 患者进行必要的心理指导及抗焦虑抑郁药物治疗是可行的。

3.精神心理治疗

神经官能症、焦虑、敌对情绪和抑郁等症状在 GERD 患者中常见，因此有必要对 GERD 患者进行心理治疗。黄世悟等对 61 例有 GERD 典型临床表现的围绝经期妇女给予内镜检查及分组进行药物治疗，围绝经期妇女症状性的 GERD 占较高的比例（70.3%），围绝经期妇女 GERD 综合治疗疗效 70%，在此基础上加用调节自主神经的药物和对患者精神心理异常的暗示治疗疗效 93.5%，认为症状性的 GERD 与精神心理因素有着密切的联系，除抑酸等综合治疗外给予精神心理治疗更确切。

（二）药物治疗

1.抑酸药

抑制胃酸分泌是目前治疗 GERD 的主要措施。H_2 受体拮抗剂（H_2RA）易产生耐药，仅适用于轻至中度 GERD。PPI 抑酸能力强，是 GERD 治疗中最常用的药物。伴有食管炎的 GERD 首选 PPI 治疗，PPI 治疗糜烂性食管炎的内镜下 4 周、8 周愈合率分别为 80% 和 90% 左右，优于任何其他药物，部分患者症状控制不满意时可加大剂量。

2.促动力药

促动力药可通过增加 LES 张力，促进胃、食管排空而减少胃食管反流。目前临床上多使用多潘立酮、莫沙比利等促动力药。多潘立酮为外周多巴胺 D_2 受体拮抗剂，可通过增加 LES 张力、协调胃幽门十二指肠运动而促进胃排空。莫沙比利为选择性 5- 羟色胺受体激动剂，在增加 LES 张力的同时，还能刺激食管蠕动和胃排空，可减少 GERD 患者的反流次数和反流时间，与西沙比利相比，无 QT 间期延长的不良反应。伊托比利是一种新型全胃肠道促动力药，可拮抗多巴胺 D_2 受体，抑制胆碱酯酶，具有加速胃排空、改善胃张力和敏感性、促进胃肠动力的作用。伊托比利消化道特异性高，对心脏、中枢神经系统、泌乳素分泌有影响，在 GERD 治疗方面具有长远优势。

3. 黏膜保护剂

黏膜保护剂在食管内停留时间短暂，对已受损食管黏膜是否具有直接保护作用尚不清楚。硫糖铝可在糜烂溃疡面上形成一层保护膜，通过吸附胆盐、胃蛋白酶和胃酸，防止黏膜损伤，减轻反流症状，可用于治疗 RE。应用抑酸药和促动力药后，如反流症状仍不缓解，应考虑是否存在十二指肠胃反流，此时可给予铝碳酸镁治疗。铝碳酸镁能结合胃内胆汁，中和胃酸，但不影响胃酸分泌，可减少胆盐和胃酸对食管黏膜的损害，服用后症状改善迅速。

4. 新制剂的开发

近年来，随着对 GERD 发病机制认识的进展，已开发出一些新的 GERD 治疗药物，包括 γ- 氨基丁酸（GABA）-B 受体激动剂、胆囊收缩素（CCK）-A 受体拮抗剂、5-HT$_3$ 受体拮抗剂等。其中 GABA-B 受体激动剂巴氯芬可抑制迷走神经信号传入、中枢孤束核与迷走神经背核间信号传递以及迷走神经信号传出，强力抑制 LES 松弛，从而明显减少胃食管反流次数，是目前控制 TLESR 发生最具应用前景的药物。Koek 等的研究表明，巴氯芬能改善 PPI 治疗过程中仍有非酸反流者的十二指肠反流及其症状。该类药物的开发为 GERD 的治疗提供了新途径。CCK-A 受体拮抗剂氯谷胺能减少 TLESR，加快胃排空和结肠转运，但不影响吞咽时的 LES 松弛。

5. 维持治疗法

GERD 是一种慢性疾病，停药后半年的食管炎与症状复发率分别为 80% 和 90%，故经初始治疗后，为控制症状、预防并发症，通常需采取维持治疗。目前维持治疗的方法有三种：维持原剂量或减量，间歇用药，按需治疗。采取哪一种维持治疗方法，主要由医师根据患者症状及食管炎分级来选择药物与剂量，通常严重的糜烂性食管炎（LAC-D 级）需足量维持治疗，非糜烂性反流病（NERD）可采用按需治疗。H_2RA 长期使用会产生耐受性，一般不适合作为长期维持治疗的药物。

对 BE 患者，无公认的药物维持治疗方法，注意定期内镜复查，病理活检。对 RE 患者，视病情轻重分别采取按需治疗、间歇治疗和长期维持治疗，临床症状缓解后应复查内镜判断食管黏膜愈合情况。对 NERD 患者，按需治疗和间歇治疗是公认的有效治疗措施，注意内脏感觉调节剂和精神心理治疗的作用。维持治疗的药物首选 PPI。

第三节 食管裂孔疝

一、概述

食管裂孔疝是指腹腔内脏器（主要是胃）通过膈食管裂孔进入胸腔所致的疾病。食管裂孔疝是膈疝中最常见者，达 90% 以上。食管裂孔疝患者可以无症状或症状轻微，其症状轻重与疝囊大小、食管炎症的严重程度无关。裂孔疝和反流性食管炎可同时也可分别存在，区别此二者对临床工作十分重要。一般认为，亚、非国家食管裂孔疝的发病率远低于欧美国家。远东地区的发病率为 2.9%（新加坡，11 943 例），4.1%（韩国，1010 例），17.5%（日本，11 943 例），24.5%（北京，3493 例）。在成年人做钡餐检查时，不论其症状如何，发现裂孔疝者为数不少。已明确食管裂孔疝的发病率随年龄的增加而增加，但与性别的关系尚无统一的联系。

形成食管裂孔疝的病因尚有争议，少数发病于幼年的患者有先天性发育障碍的因素，形成较大的食管裂孔和裂孔周围组织薄弱；近年来多认为后天性因素是主要的，与肥胖及慢性腹内压力升高有关。目前认为与食管裂孔疝发病有关的因素有食管内酸反流、肥胖、家族聚集性。而食管裂孔疝又增大食管裂孔，损害横膈角括约肌的功能，加重食管炎症，形成恶性循环。

食管黏膜的鳞状上皮细胞对胃酸无抵抗力，长期受反流的胃酸侵蚀可引起反流性食管炎，轻者黏膜水肿和充血重者形成表浅溃疡，呈斑点分布或融合成片，黏膜下组织水肿，黏膜受损而为假膜覆盖，较易出血。炎症可浸透至肌层及纤维外膜，甚至累及纵隔，使组织增厚、变脆，附近淋巴结增大。

后期食管壁纤维化，瘢痕性狭窄，食管变短。在某些病例，可发现膈食管膜被牵拉至主动脉弓下，可达第 9 胸椎水平。

二、诊断

（一）临床表现

食管裂孔疝患者可以无症状或症状轻微，其症状轻重与疝囊大小、食管炎症的严重程度无关。滑动型裂孔疝患者常常没有症状；若有症状，往往是由于胃食管反流造成的，小部分是由于疝的机械性影响。食管旁裂孔疝的临床表现主要由于机械性影响，患者可以耐受多年；混合型裂孔疝在两个方面都可以发生症状。

1.胃食管反流症状

表现胸骨后或剑突下烧灼感、胃内容物上反感、上腹饱胀、嗳气、疼痛等。疼痛性质多为烧灼感或针刺样痛，可放射至背部、肩部、颈部等处。平卧、进食甜食、酸性食物，均可能诱发并可加重症状。此症状尤以滑动型裂孔疝多见。

2.并发症

（1）出血：裂孔疝有时可出血，主要是食管炎和疝囊炎所致，多为慢性少量渗血，可致贫血。

（2）反流性食管狭窄：在有反流症状患者中，少数发生器质性狭窄，以致出现吞咽困难、吞咽疼痛、食后呕吐等症状。

（3）疝囊嵌顿：一般见于食管旁疝。裂孔疝患者如突然剧烈上腹痛伴呕吐，完全不能吞咽或同时发生大出血，提示发生急性嵌顿。

3.疝囊压迫症状

当疝囊较大压迫心肺、纵隔，可以产生气急、心悸、咳嗽、发绀等症状。压迫食管时可感觉在胸骨后有食管停滞或吞咽困难。

（二）相关检查

1.内镜检查

内镜检查对食管裂孔疝的诊断率较前提高，胃镜检查中提出采用镜身上的长度标记测量食管裂孔疝的大小，但此做法并不十分精确。内镜检查显示多表现为：①食管下段齿状线升高。②食管腔内有潴留液。③贲门口扩大和（或）松弛。④His角变钝。⑤胃底变浅。⑥膈食管裂孔宽大而松弛。

2. X线检查

主要依靠X线检查确诊，常规胸部透视及胸部平片注重在心脏的后方或心影两侧有无含气的囊腔及气液平面，吞钡检查时注重有无膈上疝囊和疝囊内出现胃黏膜影，并观察膈上食管胃环的出现。虽然一般认为X线检查测量食管裂孔疝大小更为精确，但由于胃镜是评估上消化道症状的标准手段，因此有必要制定食管裂孔诊断和测量的标准。

3. 钡餐诊断

下食管黏膜环是钡餐检查时食管与胃连接部的分界标志，出现于膈裂孔之上时可能提示食管裂孔疝。目前，临床上还没有一个标准化的方案可以评价和记录食管裂孔疝在吞咽或从仰卧位转成直立位时的可返纳程度。

4. 食管测压检查

食管裂孔疝时食管测压可有异常图形，从而协助诊断。食管测压图形异常主要有以下表现：食管下括约肌（LES）测压时出现双压力带；食管下括约肌压力（LESP）下降，低于正常值。

（三）诊断标准

（1）上腹部、剑突下、胸骨后及其周围疼痛：特点是可向心前区、肩背部、上肢或下颌放射，进食过多、腹部加压、卧位时疼痛加重，立位及呕吐后减轻。

（2）反复出现胃灼热、反酸、嗳气、反食，出现程度不等的吞咽困难、吞咽痛和咽部异物感、呕血、黑便、贫血。

（3）电子纤维内镜检查符合滑脱型食管裂孔疝，镜下可见齿状线上移至距门齿38cm以内，胃底变浅、胃底反转可见疝囊，反流性食管炎征象。

（4）常规检查除外胸腔内心、肺、血管病变及胃、食管占位性病变。

三、鉴别诊断

1. 冠心病

食管裂孔疝的发病年龄也是冠心病的好发年龄，伴有反流性食管炎患者的胸痛可与心绞痛相似，可放射至左肩和左臂，含服硝酸甘油亦可缓解症状。一般反流性食管炎患者的胸痛部位较低，同时可有烧灼感，饱餐后和平卧时发生。心绞痛常位于中部胸骨后，常在体力活动后发生，很少有烧灼感。

2. 下食管和贲门癌

下食管和贲门癌易发生于老年人。癌组织浸润食管下端可破坏 LES 引起胃食管反流和吞咽困难，应警惕此病。

3. 慢性胃炎

可有上腹不适、反酸、胃灼热等症状，内镜及上消化道钡餐检查有助于鉴别。

四、治疗

1. 抑酸剂

可以缓解症状及治疗食管炎和溃疡。H_2 受体阻滞药如雷尼替丁 150mg，2 次 /d 或法莫替丁 20mg，2 次 /d。质子泵抑制剂有奥美拉唑 20mg，1 次 /d，兰索拉唑 30mg，1 次 /d，雷贝拉唑 10mg 或 20mg，1 次 /d。一项对 50 例 GERD 患者进行的研究发现，70% 患者使用 30mg 兰索拉唑可控制食管酸暴露，而 30% 需使用 60mg，两者的差别在于食管裂孔疝在前者的发病率为 28%，而后者的发病率为 100%。因此，食管裂孔疝的存在会影响抑酸药对食管 pH 的控制，这可能与其促进 GER 有关。

2. 黏膜保护剂

此类药物可以保护食管黏膜，常用药物有硫糖铝、氢氧化铝凝胶、甘珀酸钠（生胃酮）、枸橼酸铋钾等。

3. 促动力药

主要作用在于促进胃排空，减少胃食管反流。常用药物有多潘立酮 10 ~ 20mg，3 次 /d；五羟色胺调节剂如莫沙比利 5 ~ 10mg，3 次 /d。与 H_2 受体阻断剂或质子泵抑制剂合用效果更佳。

第四节　贲门失迟缓症

贲门失弛缓症是一种原发性食管神经肌肉病变所致的食管运动功能障碍

性疾病（EMD）。以吞咽时下食管括约肌（LES）不能正常松弛或完全不松弛为特点，并伴有食管体部的扩张和食管失蠕动。病因不十分明确，临床主要症状有吞咽困难、胸痛和食物反流。近代国际文献上通用"Achalasia"这一病名，国内也有采用食管贲门失弛缓症的。

一、流行病学

本病世界各地均有发病，流行病学调查，发病率 1 ~ 1.2/10 万人口，美国报道为 0.6/10 万，我国上海市胸科医院 20 年收治的食管疾病患者中，本病占 4.4%。男女发病率大致相同。文献报道世界各地 2148 例患者中，男性为 49.8%，女性为 50.2%。本病可在任何年龄组发病，平均发病年龄 40 ~ 50 岁，以 20 ~ 40 岁多见。Kilpatric 曾报道，该病在母女、孪生兄妹间发生，有家族倾向，但迄今为止，尚未发现其遗传基因的改变。

二、病因及发病机制

病因不十分明确，研究证明可能与下列因素有关。

（一）神经源性病变

食管组织学检查发现，位于内层环形肌和外层纵形肌之间的 Auerbach 神经丛的神经节细胞退行性变、减少或消失，单核细胞浸润，神经节被纤维组织代替。这种异常可累及食管体部和 LES，导致贲门在吞咽时不能松弛和食管扩张及失蠕动。

（二）迷走神经功能不全

研究证明，动物实验犬的脑干迷走神经核团中，迷走神经背运动核，节前神经轴索等在光学和电子显微镜下均显示病理性改变，如脂肪性变、髓鞘破裂、神经纤维断裂、轴索肿胀以及嗜银细胞消失等。临床研究也证明，贲门失弛缓症患者有明显的胃酸分泌障碍，与迷走神经切断术后类似，提示本病发病与迷走神经功能不全有关。

（三）食管平滑肌损害

在电镜下观察贲门失弛缓症患者的食管平滑肌时，可见一些非特异性的平滑肌病变，如肌细胞自溶，肌纤维细胞核及胞浆内包涵体纤维密度中有花斑，肌细胞萎缩或硬化等。这些病理改变主要限于扩张的食管部分和食管胃连接部位。

（四）食管下括约肌的超敏性

近代研究提示贲门失弛缓症患者，LES 对某些内源性或外源性消化道内分泌激素有超敏感性。Orlando 等研究发现，贲门失弛缓症和食管痉挛患者对五肽胃泌素有超敏反应，导致 LES 的高张状态。此外，对胆囊收缩素（CCK）有异常反应。在贲门失弛缓症患者的下端食管神经纤维中，血管活性肠肽（VIP）含量减少，致 LES 压力升高。Penagini 等研究结果显示，本病患者食管下括约肌对阿片受体刺激有高敏感性。因此，本病不仅有神经元损害，也存在神经、肌肉受体的异常，从而导致 LES 对某些内源性或外源性刺激表现超敏反应。

（五）一氧化氮

动物及人的实验已证实一氧化氮（NO）是抑制非肾上腺能和非胆碱能神经传递和调节的介质。Bult 等首次报道一氧化氮与消化系统生理、病理关系密切，特别对消化道运动的调节作用。内源性一氧化氮是左旋精氨酸在一氧化氮合成酶（NOS）的作用下生成的。人的食管中 59% 的肠肌间神经元中含有一氧化氮合成酶。Mearin 等证明，贲门失弛缓症患者缺乏一氧化氮合成酶，一氧化氮产生减少，与食管功能和 LES 异常有关。

（六）其他

到目前为止，尚未证实贲门失弛缓症的遗传基因。Singaram 等在患者的血清中查到一种新的自身抗体，系一种非特异性直接抗神经元抗体，这种自身抗体拮抗胃肠道神经，但在贲门失弛缓症中的作用，目前尚未被证实。

三、病理及病理生理

本病累及 LES 和食管体中部。疾病早期食管大体标本基本正常，至中晚期食管体部扩张、延长、扭曲，食管壁变薄，但环形肌可肥厚，LES 无明显解剖学异常。组织学检查可见食管体部黏膜有不同程度的炎性改变、溃疡、异型增生等。典型特征为肌神经丛病变、神经节细胞的减少或缺失、单核细胞浸润、纤维化及瘢痕样改变。脑干中背侧迷走神经核的神经节细胞也减少，迷走神经可发生沃勒变性。在电镜下可发现食管平滑肌的微丝丛，从表面膜脱落或细胞萎缩。

由于食管壁神经丛病变和食管平滑肌的去神经性萎缩，以及迷走神经功能障碍，导致 LES 静息压升高，可超过正常人的 2 倍。在吞咽时，LES 又不能很好松弛，甚至完全不能松弛，使食团进入胃内受阻。另一方面，由于食管体部的失蠕动和运动不协调，对食团无推进作用，食物潴留于食管内，一直至食管内压超过 LES 压力时，由于重力作用，食团才能缓慢通过。长期的食管内容物残留，进一步导致食管扩张、延长和弯曲，食管炎症、溃疡、憩室或癌变。

四、临床表现

本病的主要症状有吞咽困难、反胃和胸痛。大多数缓慢发病，开始时症状不明显，持续多年或数月才就诊。突然发病者多与情绪紧张有关。

（一）吞咽困难

吞咽困难是本病最早出现的症状。早期症状不十分明显或间断性发生。诱发因素有情绪紧张，进食过快或过冷、过热饮食等。患者常感进食后胸骨下部有食物黏附感或阻塞感，可持续多年而不引起患者足够注意。疾病进一步发展，患者感觉食物不能吞咽，并阻塞在胸骨下端部位。患者常常设法解除吞咽困难如大量饮水，或改站立位，进餐时不断用力咽空气，深呼吸，不自觉的 Valsalva 动作等。

（二）反胃、夜间反流和肺吸入

50% ~ 90% 的患者发生反胃，较吞咽困难发生晚些，因为早期虽然食管排空迟缓，但 LES 尚可缓慢通过食物，此时食管内潴留物并不多，患者大多数只感吞咽困难或阻塞感。随着疾病进展，吞咽困难加重，食管进一步扩张，在进餐中或餐后出现反胃现象。开始多为当餐或当日进食的食物，常混有大量唾液和黏液样分泌物。疾病晚期，由于食管高度扩张，容量增加，可滞留更多的食物，反胃次数可相对减少，反出的内容物甚至是 2 ~ 3d 以前进食的已腐烂变臭的食物。夜间入睡后也常有食管内容物反出，称夜间反流（NR）。反流物误吸入呼吸道称肺吸入（ASP），可导致支气管肺部感染和夜间哮喘发作。

（三）胸痛

贲门失弛缓症引起胸痛，发生率 13% ~ 90%。位于胸骨后、剑突下或胸骨下端，可放射到肩、颈部或心前区。疼痛性质不一，针刺样或灼烧样痛、隐痛或剧烈的挤压样痛。大多发生在进食时，也可自发性疼痛，口服硝酸甘油片可缓解，与心绞痛发作相似，临床上应予以慎重鉴别。由于酸性胃内容物对食管黏膜的刺激和食管黏膜对酸的敏感性可诱发食管运动异常和第三收缩而致胸痛。

（四）其他

重症和病程较长时，有明显体重减轻、营养不良和贫血。如短期内迅速消瘦，吞咽困难呈进行性加重的患者，应警惕并发食管下端贲门癌。

本病典型病程可分为三期：①早期：吞咽困难，反胃和胸骨后痛为主要症状。②中期（代偿期）：以食管运动障碍为特征，吞咽时食管无蠕动；由于食管扩张，代偿性容量增加，吞咽困难可稍有减轻。③晚期（失代偿期）：食管极度扩张，夜间反流和肺吸入，以及消瘦、恶病质等。

五、实验室检查

本病实验室检查有：X 线食管吞钡检查、内镜及活检、食管测压、同位素食管排空时间测定以及诱发试验等，均对诊断本病有重要价值。

（一）X线检查

1.胸部平片

中、晚期患者伴有明显食管扩张时，胸部平片可见右纵隔影自上而下明显增宽，轮廓光滑整齐，有时可见气液平面。常伴发慢性肺部疾患，如肺炎、支气管扩张及肺脓肿X线征象等。

2.食管钡剂检查

早期食管下端狭窄呈漏斗状，边缘光滑，食管扩张不严重，少量钡剂尚可通过LES到达胃内。失代偿期食管下端呈圆锥状狭窄，典型的呈鸟嘴样；上端食管普遍扩大，食管内潴留物较多，可出现分层现象（气体、液体、钡剂）；食管蠕动完全消失。

（二）内镜检查

食管腔扩大、松弛，腔内潴留较多，并混有食物残渣。合并巨食管者，食管壁变薄，有时可见局限性向外膨出形成假憩室。食管体部蠕动减弱或完全无蠕动，食管下端有时可见到环形收缩皱襞。一般均合并有食管炎，表现为黏膜充血、糜烂渗出、溃疡形成、黏膜增厚及息肉样改变。当发现黏膜表现有白色伪膜覆盖或白斑时，应进行细胞刷片直接查找菌丝或酵母菌，偶见合并念珠菌性食管炎。贲门呈持续关闭状态，但黏膜光滑，柔软，内镜缓慢滑入贲门口，进入胃内并不困难。如发现贲门口狭窄、僵硬、表面不光滑，应考虑合并贲门癌可能，需多处取活检进行组织学检查和细胞刷片，印片进行诊断。有时胃底部癌可发生假性贲门失弛缓征象，应注意观察。

（三）食管测压

食管测压对诊断贲门失弛缓症有重要意义，可作为药物治疗疗效、扩张术及食管肌切开术后食管功能评价的一种量化指标。食管测压通常用灌注式导管法、气囊式测压法和腔内金属微形传感器法等。20世纪80年代末新问世的移动式（佩带式）24h食管测压技术（EM），可连续24h动态记录食管LES压力松弛情况以及食管蠕动等压力参数。

贲门失弛缓症的食管测压具有以下特征性的改变：

1. LES 静息压升高或正常

当吞水或作干吞试验时，LES 无松弛或松弛不完全，有时 LESP 可高达 6.0kPa，大部分病例 LESP 在 4.5kPa 以上，也有 LESP 正常者。

2. 食管体部压力和运动异常

食管静息压上升，几乎和胃内压相同，呈正压。吞咽时，食管体部缺乏推进性的蠕动收缩，而被许多杂乱无章的小波所代替，或呈低幅非传导性同步收缩。

3. 依酚氯铵激发试验

静脉注射 5 ～ 10mg（80 ～ 260μg/kg），1 ～ 2min 后，食管强力收缩，食管腔内压骤增，持续 5 ～ 10min 甚至更长；LES 压力上升；甚至诱发胸痛、呕吐。这种超敏反应在弥漫性食管痉挛者更为明显。

4. 食管上括约肌（UES）压力及松弛功能正常。

（四）同位素食管排空时间测定

放射性同位素闪烁扫描检查食管通过时间，通常用于评价食管肌切开术或扩张术后，食管排空的改善程度或用于观察术后有否伴发胃食管反流。检查方法是空腹 4h 以上，口服 15mL 水，内含 8.1MBq ^{99m}Tc，在 γ 照相下连续进行食管区域的同位素计数，测出 1 min 和 5min 食管核素通过百分率。

六、诊断和鉴别诊断

原因不明的吞咽困难，慢性发病，非进行性或间歇性发作，特别发生在青年患者，应考虑此病。X 线食管吞钡检查和内镜及活体组织学检查，排除其他原因所致的吞咽困难，诊断即可确立。必要时进行食管测压和同位素食管排空等检查，应与下列疾病相鉴别。

（一）节段性失蠕动

节段性失蠕动是一种与精神、心理因素有关的非特异性吞咽困难。食管测压显示食管末端呈低幅蠕动或无蠕动，故称节段性失蠕动。但具有正常的 LES 静息压和吞咽时松弛功能正常，可与贲门失弛缓症相鉴别。

（二）假性贲门失弛缓症

食管－胃接合部的肿瘤，浸润至黏膜下层和肌间神经丛时，可伴有类似贲门失弛缓症样 LES 高压和吞咽的无松弛，称假性贲门失弛缓症。内镜及活检具有重要鉴别意义。

（三）弥漫性食管痉挛

弥漫性食管痉挛是由于食管平滑肌反复高压性、同步收缩所致的胸痛和吞咽困难。食管排空延缓，对胆碱能药物也具有超敏反应，硝酸甘油类制剂、钙通道阻滞剂治疗可缓解症状。

（四）特发性高张力性下食管括约肌

特发性高张力性下食管括约肌（LES）又称特发性下食管括约肌高压症。原因不明，食管测压显示 LES 高压状态（＞ 4kPa，有时达 6 ~ 7kPa）。吞咽时可正常松弛或松弛不全，但食管蠕动正常。X 线食管吞钡检查无食管扩张等改变有助于同贲门失弛缓症相鉴别。

（五）老年性食管

老年性食管这一概念，系指发生在老年人的功能性食管病。常见的症状是吞咽困难、胸痛，或胃食管反流症状，常被怀疑食管癌。本病发生机制可能与老年人神经调节机制失调和平滑肌退行性病变有关。食管测压和食管内镜检查可与贲门失弛缓症及食管癌相鉴别。

（六）恰加斯病食管

恰加斯病食管系流行于南美的一种锥虫病，因侵犯食管，使肌间神经丛退行性变。临床表现与贲门失弛缓症不易区别，也常伴巨食管。食管测压时，LES 不能松弛，食管失蠕动。

七、并发症

贲门失弛缓症虽属良性疾患，但可并发食管癌、食管黏膜病变以及严重的呼吸道感染，而导致死亡。

（一）食管癌

贲门失弛缓症患者食管癌的发生率为 1.7% ~ 16.7%。Harley 综合 3679 例贲门失弛缓症患者，其中并发食管癌 121 例，发生率为 3.3%。我国黄国俊及张炜等报道 173 例并发食管癌 8 例，发生率为 4.6%，显著高于一般人群。可能与食物长期潴留，导致食管黏膜病变有关。癌变部位在食管中段，其次为下段；男性多见。发病年龄 48 ~ 51 岁，较无弛缓症者发生早。

（二）呼吸系统病变

大约 10% 的患者并发慢性支气管肺部疾患。常见有吸入性肺炎、慢性支气管哮喘、肺脓肿、支气管扩张、肺纤维化以及肺结核等。重症患者，因食管高度扩张、食管内容物充盈、压迫气管，导致呼吸困难，甚至窒息。

（三）食管黏膜病变

由于食物潴留，化学性或继发细菌性感染长期刺激而引起食管黏膜损害表现有：①食管炎：内镜下可见充血、渗出、糜烂，严重者可发生溃疡，少数可发生出血或穿孔。②食管霉菌病：常见为念珠菌感染，多发生在重症衰弱的患者，受累多在食管中下段，内镜检查见黏膜充血、水肿、糜烂、溃疡或白色伪膜样白斑，霉菌特殊培养可明确诊断。③食管黏膜白斑：由于慢性炎症、鳞状上皮角化过度引起的白色斑块样损害，可能是食管癌的癌前病变。

（四）其他少见并发症

偶见食管下段局限性向外膨出形成憩室，不伴门脉高压的食管静脉曲张、肺性肥大性骨关节病等。

八、治疗

治疗目的在于减低 LES 高压，促使 LES 松弛改善，加速食管排空，达到解除和缓解失弛缓症症状的目的。可以选择内科姑息治疗、扩张术或外科食管肌切开术，切断食管环肌层等措施。

（一）内科治疗

1. 一般内科治疗

轻症病例，应指导患者注意饮食习惯，少量多餐，软质食物为宜。进餐时应细嚼慢咽，发生哽噎时可喝汤冲下。避免进食冷饮和刺激性食物。有精神和心理障碍者，应给予安慰和必要的镇静剂。晚期重症患者，当潴留物较多，食管高度扩张时，可禁食或抽吸，使食管排空，静脉输液给予足够的热量和液体，并注意纠正全身营养不良状态。

2. 药物治疗

内科药物治疗包括四大类：①硝酸甘油制剂。②钙通道阻滞剂。③抗焦虑药和镇静药。④平滑肌松弛剂。抗胆碱能药物大多无效。但有报道普鲁苯辛、山莨菪碱（654-2）、1% 普鲁卡因 10mL 口服等，增加食管排空，可试用。目前尚无使食管蠕动恢复正常的药物，避免使用促胃动力药。硝酸甘油与钙通道阻滞剂合用，较单一用药疗效好。如发生反流性食管炎，可给予抑酸制剂及黏膜保护药。发生霉菌性食管炎时，可用制霉菌素、克霉唑、酮康唑和氟康唑等抗霉菌治疗。

（二）食管扩张疗法

扩张治疗术前禁食至少 12h，如食管扩张明显，潴留物多时应延长禁食时间，必要时将食管内残渣吸引，清除冲洗干净。常用的扩张方法有：

1. 流体静力性扩张法

通过引导线用 41F 和 50F 的扩张橄榄探条进行扩张。48h 后再进行水囊扩张，同时监测其压力。

2. 气囊扩张法

采用 Browne Mchardy 和 Hurst-Tucker 扩张器，方法基本与流体静力性扩张法相似，但用空气代替水进行扩张。目前，临床上用得比较多的 Rigiflex 气囊扩张技术，可在内镜直视下进行，可获得满意的效果，此法操作简单，不需要 X 线监视。

3. 钡囊扩张法

使用套囊内充钡的方法，在 X 线监测下，向囊内注入 25 ~ 30mL 的钡剂，达到扩张的目的。

4. 探条扩张法

通常用直径为 18F 的探条扩张器，直接或内镜引导。但扩张狭窄部位，效果不如气囊。

5. 金属扩张器扩张法

目前使用的系改良的 Stark 扩张器，在直视下经口将扩张器置于确切位置。

6. Witzel 扩张器扩张法

Witzel 扩张器为一长 20cm 的聚乙烯管，外附有充气装置和一个长 15cm 的气囊。由胃镜引导经口送入胃内，胃镜顶端入胃后后屈，反转法在贲门部可见气囊的下段，推进内镜使气囊中点与贲门平行，充气压力达 40kPa，维持 1min。

扩张治疗贲门失弛缓症的优点是不破坏 LES 的弹性特性，疗程短，患者多乐于接受。无论哪一种扩张方法，1 年随访临床成功率可达 90% 以上。

扩张术常见并发症有穿孔、出血、胃食管反流和疼痛等。为防止并发症发生，开始应严密进行监护，6h 后开始进流食，24h 后可进软食。必要时给予抗生素、输液。发生穿孔者，应进行外科监护或手术。

（三）放置食管贲门支架治疗

近年来开展内镜直视下或 X 线监视下放置食管贲门支架技术，应用于扩张治疗失败或扩张治疗后贲门失迟缓症症状无改善的患者。但应选择可回收的带膜的金属支架，并且应注意支架滑行的问题。

（四）外科治疗

经内科保守治疗无效，或合并有严重并发症，怀疑癌肿，多次扩张术失败或穿孔者，应进行手术治疗。手术的方法包括缩窄扩大的食管腔，缩短屈曲延长的食管，扩张 LES 区，食管—胃部分切除吻合或转流手术，贲门成形术及食管肌切开术等。术式较多，改良的 Heller 术应用最广泛，80% ~ 90% 患者症状明显改善，术后并发症最常见的有胃食管反流，发生率为 10% ~ 50%，同时行胃底折叠术抗反流可减少 GER 的并发。手术总的评价为长期有效率占 85% ~ 90%；并发症为 3%；消化道狭窄发生率为 5%。

手术理想的疗效应是有良好的食管排空而不发生反流，可长期维持在症状缓解状态，无死亡率和较少的并发症。

（五）微创肌切开术

近年来迅速发展的胸腔镜或腹腔镜下改良 Heller 肌切开术，具有传统开放手术的有效性，手术操作得以简化，减少了创伤，缩短了术后住院日和康复时间，降低了术后死亡率。经腹腔镜或胸腔镜手术患者，随访 1 年的有效率为 78% ~ 100%。最近两项研究提示，在 2 年随访中，所有患者（$n=8$，$n=10$）均获显著或良好疗效。所有病例术后内镜检查均正常，术后食管测压（$n=7$）从 4.67kPa 显著下降至 1.13kPa。

目前，多数采用经腹腔镜手术，认为其具有下列优点：①术中手术器械与食管纵轴平行。②LES 更易直视。③扩张食管常偏向右胸，经胸手术暴露困难，而经腹手术通过牵拉胃可顺利完成肌层切开。④简化麻醉操作。⑤减少术后疼痛，缩短住院时间。⑥手术失败时开腹手术比开胸手术更易于被患者接受。

（六）内镜下括约肌内肉毒毒素注射治疗

肉毒毒素（BT）是一种神经肌肉胆碱能阻断剂，故可以降低食管下括约肌胆碱能神经的兴奋性，从而缓解症状。

1993 年成功地应用于仔猪动物模型。1994、1995 年分别有 10 例、21 例临床研究。1996 年长期随访研究发现，初期有效率为 90%，长期（＞6 个月）疗效为 71%（其中 3 例经再次注射）。更长期的随访（2 ~ 4 年）发现，1 年后有效率为 68%，LES 压力降低 45%（降至 3.33kPa 左右），食管直径缩小 25%，食管反流减少 35%。初治后疗效持续时间平均为 1.3 年，15 例复发再注射患者中有 9 例再次缓解，且缓解持续时间与初治无差别。下括约肌内 BT 注射与 Rigiflex 气囊扩张器的随机双盲对照研究发现，两者有相似程度的症状缓解，客观指标（如 LES 压力）无统计学差异，穿孔发生率分别为 0 和 2.2%。目前尚未发现 BT 注射有危及生命安全的明显迹象，不良反应轻微，仅可见短时胸痛、胸骨后灼烧感，短时皮疹，但其远期安全性尚不明确。还需警惕可能会出现类似 BT 治疗骨骼肌疾病中出现的问题。因此，BT

注射仅适用于年龄偏大、严重营养不良患者，扩张术并发症发生率高的患者，手术无效患者，曾行扩张并发穿孔患者，伴发膈上憩室患者等。

第五节　食管异物

食管异物是消化内科和耳鼻喉科常见的急诊之一。任何物体在特定情况下都可成为食管异物。

一、相关因素分析

1. 分类

食管异物一般可分为四类：①金属类：包括钱币、纪念章、义齿、缝针、项链、戒指、铁丝、玩具、刀片等。②物理性：包括围棋子、塑料片等。③植物性：包括各类果核、果仁等。④动物性：包括鱼刺、骨片、肉团、海鲜壳等。临床一般以鱼骨和禽畜骨类居多，约占80%以上。

2. 部位

从解剖上看，食管异物大多位于食管的3个生理狭窄处。据分析，食管异物位于上段最多，占44%～98%；中段次之，占13%～20%；下段最少，占3%～10%。

3. 地域

据统计，食管异物中农村患者偏多，约为67%。而24h内就诊比例大概为35%。

4. 年龄

调查显示，食管异物中，小于12岁的儿童占6%，13～18岁的少年占3%，19～59岁的中青年占62%，60岁以上的老年患者占29%。

由于生理习性及生理功能不同，食管异物发生在多个年龄组的情况也不尽相同。儿童喜欢玩耍，经常把各种物品放入口中，且咽部防御反射不健全，容易把钱币、果核及塑料片等吞入食管；而成人大多因咀嚼不细将混杂于食物中的鱼刺、骨片咽下所致；老人多因黏膜感觉迟钝，食物不易咬碎或义齿脱落引起。

二、临床表现

1. 症状

患者一般有明确的异物误咽史。轻者有咽部或胸骨后不适、隐痛，吞咽时尤为明显，大多有不同程度的颈部、胸骨后疼痛，伴吞咽困难和梗阻感。严重时可出现恶心、呕吐，儿童可有吵闹、流涕、气急、不能进食等。以后出现的症状取决于有无并发症的发生。尖锐及刺激性异物损伤黏膜可引起食管穿孔、食管周围炎、纵隔炎、纵隔脓肿，造成食管－气瘘，亦可侵及周围组织器官，或移出食管外，引起气胸、脓胸、主动脉破裂、心脏穿透等。

2. 体征

单纯的食管异物无明显的阳性体征。若出现并发症，可出现相应的体征。

三、诊断

食管异物的诊断主要依靠病史、影像检查及内镜检查。

（一）病史

大多食管异物自觉有异物吞咽史，但对于儿童或特殊患者需仔细询问，防止漏诊。

（二）影像学

1. X 线检查

X 线检查是诊断食管异物及其并发症的重要方法之一，可确定异物的存在、性质、大小、形态、位置及有无并发症，为临床提供有价值的资料。X 线检查一般根据异物的物理性质、形状、大小等采用不同的检查方法。

（1）普通 X 线摄片：多应用于食管金属异物。先摄取颈部侧位片或胸段食管的右前斜位片，必要时加拍正位片，此法简单、安全，所受射线少。常规 X 线检查对并发症的诊断也有帮助，纵隔炎时可显示纵隔增宽；食管穿孔时，可发现食管周围积气、皮下及纵隔气肿、气胸、胸腔积液、心包积液等。

（2）食管钡餐检查：采用常规或双重钡餐造影检查，可显示非金属性异物。有些较小的食管异物，在气钡双重造影时难以发现，目前有人用气钡双重造影加水洗法诊断食管异物。结果发现，食管异物的阳性发现率明显高于普通气钡造影，并能明确食管异物的大小、位置及刺入方向，为临床治疗提供重要的参考依据，是食管细小异物有效、安全的检查方法。对于老年人食管内肉块异物梗阻，有时钡剂检查可误认为食管癌，须仔细加以鉴别。

(3) 食管吞服钡棉检查：对于较小异物，刺入食管壁者可吞服含钡棉絮，通过摄片可见钡棉通过食管异物处部分受阻，出现偏流及分流征象，异物表面可有少量钡剂附着或钡棉悬挂于异物上，并可观察食管黏膜有无中断、破坏征象。但此检查方法也要慎重：①若食管异物已造成食管穿孔，钡剂可通过穿孔处进入纵隔或胸腔，且难以排出，可加重并发症。②若此检查方法未能诊断食管异物的存在或相关情况，需行胸腔 CT 检查时，钡剂会造成伪影，以至于图像难以观察，故在选择此检查方法时需引起注意。

(4) 泛影葡胺造影检查：对疑有食管异物造成穿孔者，可用泛影葡胺吞钡造影，若造影剂流入纵隔或胸腔内，可及时发现食管穿孔，且存留于纵隔和胸腔内的造影剂易于吸收。

2. 胸部 CT 及后处理技术

若上述检查方法都不能明确诊断或临床高度怀疑穿孔者，需行胸部 CT 检查。荟萃分析表明，食管异物容易合并穿孔并穿破食管形成气管或纵隔瘘。CT 检查有利于观察食管壁的完整性，还可以观察邻近组织、气管及纵隔的情况，在食管异物穿孔的定位、定性诊断方面准确性高。此外还可以使用多层螺旋 CT (MSCT)、多平面重建 (MPR)、最大宽度投影 (MIP)、容积再现 (VR) 等手段提高诊断水平。

3. 内镜检查

内镜检查既是食管异物的确诊方法，又是主要的治疗手段。

四、并发症

食管深居颈部及纵隔，周围有许多重要的器官和血管。若异物（尤其是尖锐异物）停留在食管，未能及时取出或处理不当，将会发生严重的并发症。

（一）食管周围炎

食管周围炎是最常见的并发症，一般认为尖锐异物在食管停留超过

24h，感染即可出现。表现为胸骨后疼痛、发热、周围血白细胞升高。X线下可见食管周围组织水肿，内镜下可见食管黏膜充血、水肿、糜烂。此时应尽快取出异物，否则可加重感染，引起周围脓肿。取出异物后，须行禁食、补液、抗感染治疗，必要时可加用短期激素治疗，以利于消退炎症造成的肿胀。切忌多次反复内镜检查，以免造成严重的损伤及感染扩散。

（二）穿孔

穿孔常见于食管颈段，因尖锐异物或异物存留时间过长引起。处理异物前必须判定是否有食管穿孔的存在，出现明显胸骨后疼痛、下咽困难、发热等，此时可选用碘油或泛影葡胺吞服造影，行食管X线摄片明确是否有穿孔及穿孔的位置。由于细小穿孔在X线上不能明确显示，而临床高度怀疑者，可行胸部CT检查，若观察到纵隔积气利于诊断。对于早期及细小穿孔，行禁食、胃肠减压、抗感染、抑酸治疗可好转；伴纵隔气肿者，需纵隔内分离、排气、抗感染治疗；对于脓气胸者，应行脓肿内排气和闭气引流。

（三）食管周围脓肿、颈深脓肿及咽后脓肿

食管穿孔后未及时发现或治疗不当可造成化脓性感染。治疗时应首先去除异物，建立通畅引流，强力抗感染。可行颈－纵隔引流、咽或食管内－纵隔引流、开胸引流等。值得注意的是处理颈深脓肿时，应避免损伤颈部血管，处理咽后脓肿时需防止窒息。

（四）血管损伤

血管损伤是食管异物最严重的并发症，累及的血管主要为主动脉、无名动脉、左锁骨下动脉、颈总动脉、颈内静脉等。食管异物引起主动脉大出血的机制有两个方面：①尖锐异物刺破食管壁后，直接刺入主动脉造成大出血。②异物引起食管周围炎，主动脉急性炎症或坏死产生假性主动脉瘘，破裂形成主动脉食管瘘。一旦临床诊断此瘘时应绝对卧床休息，并立即处理。

（五）其他

其他少见的并发症还有食管气管瘘，皮下气肿，腹腔脓肿等。

五、治疗

食管异物的治疗原则为尽早取出异物，减少并发症的发生，必要时行手术治疗。

1. 食管镜

食管镜不仅可以明确异物存留部位及食管壁损伤的情况，还是重要的治疗手段，主要适用于位置较高的食管异物。常规情况下行黏膜表面麻醉即可，近年有人主张使用强化表面麻醉，即术前 20min 肌内注射安定 10mg，阿托品 1 mg，哌替啶 100mg，术前 10min 用 1% 丁卡因喷雾喷口咽部 3 ~ 5 次，口服 2% 利多卡因 5mL。此法可使横纹肌及平滑肌松弛，有利于医生的操作，同时可减少患者的反应和痛苦，又无全麻的缺点。麻醉后先检查下咽部，尤其是梨状窝处，有些鱼刺等异物经常位于此处。在直视下小心进镜，若见条状尖锐异物插入食管壁，应先以异物钳将异物上方的食管壁向外推开，让异物游离端从食管壁分离，再将食管镜靠近异物后取出。对于难以套入食管镜的较大异物，则尽量暴露异物边缘，暴露其锐利的一端，再用异物钳钳住，避免尖端与食管壁接触，异物钳与食管镜一起退出。也有报道用带气囊的硬管食管镜取异物，使用气囊扩张食管，有利于食管镜下操作，待异物被钳住后，气囊放气，随食管一起退出，取得了良好的效果。

2. 电子内镜

虽然食管镜在食管异物的治疗中起了重要的作用，但它也有自身的缺陷。由于食管镜属硬质镜，所以操作时患者比较痛苦，且若异物位于食管中下段时，操作时难度较大，因此现在使用电子内镜取食管异物的报道越来越多。虽然电子内镜的形状和口径有限，尚不能完全代替金属食管镜，但它操作方法简便，成功率高，并发症少，正成为食管异物治疗的主要手段。

术前行必要的辅助检查，掌握其适应证和禁忌证。适应证：食管内异物，自然排出困难者，尤其对锐利异物及有毒异物更应积极试取。禁忌证：有内镜检查的禁忌证，可能已全部或部分穿出食管外的异物。取不同的异物，操作方法也不尽相同。

（1）长条形棒状异物：如汤勺等，可用圈套器取出；对外径较细，表面光滑的棒状物，用三爪钳、鳄嘴钳较为方便；异物一端直径较大而锐利，另一端小而光滑，取出时最好将光滑端先朝上取出。

（2）球形异物：如果核等，表面光滑，钳取时较困难，套取又易脱落，选用篮型取石器或网兜型取物器较合适。

（3）薄片状圆形金属异物：如各种硬币等，一般用活检钳或异物钳取出较方便。

（4）食物团块：食管内的食物团块应让患者呕出或设法让食物团块进入胃内，以免引起窒息。对食管异物完全性阻塞或原有食管病变的患者往往采用内镜下咬钳将食物咬碎，然后用圈套器或三爪钳取出。

（5）长形或多边形尖锐异物：如张开的别针等，先用鳄嘴钳夹住别针的绞合圈部，再转动内镜，使别针与食管平行，内镜连同别针一起退出。另一种方法为先将开口向上的别针推入胃腔内，使之转为开口向下再取出。缝针、刀片等异物往往在取出过程中易继发损伤食管黏膜，甚至造成严重裂行损伤、使异物进入纵隔等脏器、引起消化道出血等，此时应在内镜头部固定一个橡皮保护套管。插入内镜后，张开异物钳夹住异物一端，使异物的长轴与食管平行一致，提起抓取钳，使之进入橡皮保护套管内，慢慢退出胃镜，对带有钢钩的义齿、玻璃片等也可用这种改良的内镜试取。

此外，目前我们还有多种辅助方式帮助治疗。临床上经常遇到尖锐异物两端均刺入食管壁，内镜直视下难以判断异物的刺入深度及和与食管壁外大血管的关系。如盲目在内镜下取异物，则可能导致威胁生命的大出血，如不加选择进行开胸手术，则可能造成不必要的损伤。此时可以使用超声内镜以判断食管异物与食管壁和壁外血管的关系，安全、有效地在内镜下取出异物。

在内镜引导下，还可使用穿线钳取法取嵌顿性异物。用丝线绕过异物，尽量将丝线调节至异物近端侧食管壁。在内镜直视下缓缓提拉丝线，致异物近端上翘直至脱出食管壁。此方法适用于长条嵌顿性异物，异物两端尤其是近端能否从食管壁中脱出就成为此类异物取出的关键。此法的安全性与异物形状、嵌顿时间、嵌顿部分大小、嵌入端尖锐程度和嵌入深度、术中操作技术有关。

有报道使用双内镜取食管异物。当异物两端刺入食管，反复夹取未能成功，可插入另一内镜，当两镜前端分别靠近异物与食管相交的前后壁时，以异物长轴方向相向调节旋钮，使内镜前端向相反方向撑宽食管横径，当见异物一端离开食管壁时，伸入异物钳小心夹住异物前端，将其轻轻拔出。操作时动作要轻柔，两镜前端与异物距离应相当以减轻操作难度，退镜时两镜同时退出，以保持两镜互不干扰。

电子内镜下取异物一般情况下无须全麻，但若患者咽反射明显不能耐受内镜检查，或食管异物刺入食管壁较深，或靠近大血管处，需于全麻下行内镜取异物术，必要时可在手术室内操作，一旦需急诊手术者，可立即手术治疗，以免延误患者的治疗。

3. 各种导管

若异物与食管壁有一定的空隙，可使用自制的食管气囊或 Foley 导尿管将异物取出。导管可通过异物与食管壁的缝隙，注气后向外拉导管，光滑的异物可随气囊从口中吐出，此法安全、有效、操作方便，可重复使用。有时可拨正异物的长轴，使其可滑入胃腔。异物的形状、阻塞时间和食管疾病史可影响其疗效。也有使用双腔导尿管和三腔二囊管取食管异物的报道。

4. 激光

解放军总医院采用激光治疗食管异物获得了成功。使用钛激光分别照射食管内鸡骨及鱼刺，可使鸡骨炭化或鱼刺汽化脱落。这表明高功率激光照射汽化非金属异物疗效确切、安全，不会损伤食管。

5. 手术

大部分食管异物可经内镜取出或经胃肠道排出，仅少数病例因合并胸食管损伤或感染、出血需开胸手术治疗。以往手术死亡率高达40%，随着手术方式的改进，现死亡率已大大下降。手术的适应证为：①异物固定不能移动而内镜无法取出。②异物停留于食管第 2 ~ 3 狭窄处并刺伤食管壁，且随主动脉搏动而搏动。③巨大义齿等难以经内镜取出。④食管上段异物导致食管周围脓肿或颈部化脓感染者。⑤异物已穿破食管进入纵隔，或已并发纵隔感染或脓肿者。⑥异物穿破食管造成气胸、皮下气肿者。治疗原则是消除异物等污染源，有效引流，应用抗生素，营养支持。

常见的手术方式有：

(1) 食管切开术：凡食管异物无穿孔；或颈段食管合并穿孔延迟治疗者，均属适应证。术中注意勿损伤喉返神经。若异物在颈段食管，取左颈前斜切口暴露食管；异物在胸段食管，取右胸入路。选择在异物下方的健康食管壁切开，取出异物，连续缝合食管黏膜及肌层。如手术在胸部进行，须将预先做好的带蒂胸膜瓣覆盖缝线，胃肠减压，术后静脉高营养。

（2）胸食管全切除颈部食管胃吻合术：如果食管穿孔早期修补不成功，应选择食管切除疗法。适应证为：食管异物穿孔通连胸腔，食管损伤和炎症水肿严重，而全身中毒症状轻。取左胸入路，探查食管，确定异物部位，游离胃至幽门水平，于贲门处切断，缝合胃，游离全胸食管，胸颈部水平切断，食管连同异物一起移除，胸腔引流，作左颈前斜切口，显露颈段食管，行食管－胃吻合术。

（3）纵隔引流术：适应证为：食管异物在内镜直视下已取出，食管穿孔后患者全身中毒症状严重，造影显示造影剂外溢，纵隔间隙内呈局限性积气、积液征，不通连胸膜腔。在下食管端切开纵隔胸膜约3cm，用手指沿食管左或右侧壁，向上做钝性分离，达积气、积液间隙，将导尿管插入，以0.5%甲硝唑液冲洗，上端达脓腔内，下端与胸腔引流管的胸壁另一开口一同引出。术后抗感染，胃肠减压，静脉高营养。

昌盛通过对84例异物性胸食管损伤患者的病变程度进行分级，制定出相应的治疗方法。把病变共分为四级：其中食管非穿透性损伤为Ⅰ级，食管穿透性损伤伴食管周围炎或纵隔炎为Ⅱ级，食管穿透性损伤并发严重纵隔和胸内感染为Ⅲ级，食管穿孔炎症累及大血管为Ⅳ级。对Ⅰ级患者行经胸食管切开异物取出；对Ⅱ、Ⅲ级患者行食管修补，食管部分切除，纵隔引流，瘘口修补；对Ⅳ级患者行大动脉置换。结果显示：Ⅰ级和Ⅱ级患者57例均治愈，Ⅲ级17例患者中1例死亡，Ⅳ级10例患者中9例死亡。由此可见手术是治疗异物性胸食管穿孔的有效手段，降低病死率的关键是预防食管－主动脉瘘的发生。

第二章　胃部疾病及治疗

第一节　急性胃炎

一、概述

急性胃炎系指由不同原因所致的胃黏膜急性炎症和损伤。临床上按病因及病理变化的不同，分为急性单纯性胃炎、急性糜烂性胃炎、急性腐蚀性胃炎、急性化脓性胃炎，其中临床上以急性单纯性胃炎最为常见。常见的病因有乙醇、药物、应激、感染，十二指肠液反流，胃黏膜缺血、缺氧，食物变质和不良的饮食习惯，腐蚀性化学物质以及放射损伤或机械损伤等。

二、诊断标准

1.临床表现

（1）症状：常有上腹痛、腹胀、恶心、呕吐和嗳气及食欲缺乏等。如伴胃黏膜糜烂出血，则有呕血和（或）黑便，大量出血可引起出血性休克。药物和应激状态所致的胃炎，常以呕血或黑便为首发症状。细菌感染患者可出现腹泻等。腐蚀性胃炎可吐出血性黏液，严重者可发生食管或胃穿孔，引起胸膜炎或弥漫性腹膜炎。化脓性胃炎起病常较急，有上腹剧痛、恶心、呕吐、寒战和高热，血压可下降，出现中毒性休克。也有部分患者仅有胃镜下所见，而无任何症状。

（2）体征：上腹部压痛是常见体征，尤其多见于严重疾病引起的急性胃炎出血者。腐蚀性胃炎因口腔黏膜、食管黏膜和胃黏膜都有损害，口腔、咽喉黏膜充血、水肿和糜烂。化脓性胃炎有时体检则酷似急腹症。

2. 辅助检查

（1）胃镜检查：急性糜烂出血性胃炎的确诊有赖于急诊胃镜检查，一般应在出血后 24 ～ 48h 内进行，可见到以多发性糜烂、浅表溃疡和出血灶为特征的急性胃黏膜病损。食物中毒患者宜于呕吐症状有所缓解后再考虑是否需要进行胃镜检查，吞服腐蚀剂者则为胃镜检查禁忌。

（2）护理配合：检查前核对病人信息无误后，将病人安置于操作床上，双下肢屈曲，口内含牙垫做好解释工作，让患者放松，做好配合，安装好内镜，检查送气送水，内镜检查时安抚病人，发现异常病变，协助医生取病理活检，放于福尔马林溶液内固定，并标记清晰，与医生核对无误后发给患者，同时再次核对无误后双签字送检。检查完毕，整理用物，将污染内镜放于污染车内送回洗消间。

（3）实验室检查：疑有出血者应做呕吐物或粪便隐血试验、红细胞计数、血红蛋白测定和红细胞压积。感染因素引起者，应做白细胞计数和分类检查，粪便常规和培养。

（4）X 线钡餐检查无诊断价值。

3. 诊断

（1）病因诊断：急性胃炎应做出病因诊断，药物性急性胃炎最常见的是由非甾体抗炎药（NSAIDs）如酮洛芬、吡罗昔康、吲哚美辛以及阿司匹林等所致。严重外伤、败血症、呼吸衰竭、低血容量性休克、烧伤、多脏器功能衰竭、中枢神经系统损伤等应激状态时要警惕急性胃黏膜病变的发生。常见的还有乙醇性急性胃炎、急性腐蚀性胃炎等。

（2）鉴别诊断：急性胃炎应与急性阑尾炎、急性胰腺炎、急性胆囊炎相鉴别。

三、治疗

（1）针对病因，去除损害因子，根除 Hp，去除 NSAIDs 或乙醇的诱因。积极治疗原发病。

（2）严重时禁食，逐渐过渡到流质、半流质饮食。

（3）对症和支持疗法，呕吐患者因不能进食，应补液，用葡萄糖及生理盐水维持水电解质平衡，伴腹泻者注意钾的补充。腹痛者可用阿托品、复方颠茄片或山莨菪碱等解痉药。以恶心、呕吐或上腹胀为主者可选用甲氧氯普胺、多潘立酮或莫沙必利等促动力药。

（4）药物治疗。①抑酸剂：可应用 H_2 受体阻滞剂：雷尼替丁 150mg，每日 2 次；法莫替丁 20mg，每日 2 次；不能口服者可用静脉滴注。②胃黏膜保护剂和抗酸剂：硫糖铝、胶体铋、铝碳酸镁等，每日 3～4 次口服。③细菌感染所引起者可根据病情，选用喹诺酮类制剂、氨基糖苷类制剂或头孢菌素。应激性急性胃炎常出现上消化道出血，应抑制胃酸分泌，提高胃内 pH。临床常用法莫替丁 40～80mg/d 或雷尼替丁 300mg/d 静脉滴注，质子泵抑制剂抑酸效果更强，疗效更显著，如奥美拉唑 40～80mg 静脉注射或静脉滴注，每日 2 次。

（5）并发症的治疗：急性胃炎的并发症包括穿孔、腹膜炎、水电解质紊乱和酸碱失衡等。细菌感染者选用抗生素治疗，因过度呕吐致脱水者及时补充水电解质，并适时检测血气分析，纠正酸碱失衡。对于穿孔或腹膜炎者，则需要考虑外科治疗。

第二节　慢性胃炎

一、概述

慢性胃炎是不同原因引起的慢性胃黏膜炎性病变。

慢性胃炎的病因尚未完全明了，一般认为与周围环境的有害因素及易感体质有关，物理性、化学性及生物性有害因素长期反复作用于易感人体即可引起本病，病因持续存在或反复即可形成慢性病变。病因归纳如下：急性胃炎的演变；遗传因素；年龄；吸烟；饮酒；食物刺激；胃黏膜氧化状态；药物；缺血性贫血；金属接触；温度；放射；胃内潴留；十二指肠反流；免疫因素；幽门螺杆菌感染；其他细菌、病毒感染；精神神经因素；继发性；过敏因素；胃黏膜微循环障碍等。

目前认为慢性胃炎是由多种因素造成的。

慢性胃炎的病因可不同，而病理过程可能相似，其病理变化主要局限于黏膜层，根据其病理形态结构可分为特异性和非特异性两大类，临床常见者几乎均为非特异性胃炎，根据这些病变的程度不同又可将慢性胃炎分为浅表性胃炎和萎缩性胃炎等。病理学上常见浅表性胃炎的炎细胞浸润腺体颈部，腺体颈部是腺体的生发中心，炎症引起腺体颈部细胞破坏，细胞更新率下降。随着病变进展，病变逐渐由浅层向深层发展，以至腺体受损、萎缩，导致腺体不可逆的改变，形成萎缩性胃炎，并常伴有肠上皮化生、异型性增生，少数患者甚至可发生癌变。

二、诊断

（一）临床表现

大多数慢性胃炎的临床表现是胃肠道的消化不良症状，诸如上腹饱胀、无规律性的隐痛、嗳气、食欲减退、体重减轻、乏力、进食后上腹不适加重等。但缺乏特异性，仅仅根据临床表现难以诊断。

（二）实验室检查

（1）胃酸。

（2）胃泌素测定。

（3）胃蛋白酶原。

（4）内因子（IF）。

（5）壁细胞抗体（PCA）。

（6）胃泌素分泌细胞抗体（GCA）。

（7）血清胃蛋白酶 A、C。

（8）^{14}C-BBT 呼气试验。

（9）胃黏膜前列腺素 E 含量测定。

（10）胃黏膜 MDA 含量。

（11）考马斯亮蓝 G-250 检测胃液蛋白质含量。

（12）胃黏膜组织中 SOD 含量。

（13）胃黏膜中微量元素。

（14）胃液胆红素。

（三）胃镜检查

1. 浅表性胃炎

慢性浅表性胃炎为慢性胃炎中的绝大多数。一般来说浅表性胃炎胃镜所见为以下各种表现的一种或数种：①水肿。②红白相间。③黏膜脆弱。④糜烂。⑤皱襞增生。⑥黏膜下出血。⑦黏膜不平。⑧黏膜出血。⑨黏液分泌增多。⑩肠上皮化生。

2. 萎缩性胃炎胃镜检查

除有慢性浅表性胃炎的各种表现外，常常有以下三个突出特点：①颜色改变。②黏膜变薄。③黏膜粗糙不平。萎缩性胃炎是灶性分布，多从胃小弯逐渐向上发展，因此，活检需多点进行，从胃窦、移行部和胃体小、大弯及前后壁侧各取一块，以防漏诊并了解萎缩的范围。

（四）诊断依据

慢性胃炎的诊断需根据患者的临床表现、内镜检查所见、胃黏膜活检的病理组织学检查，以及必要的胃肠功能检测结果等，进行综合分析而决定。

慢性胃炎的确诊需要依靠胃镜检查和胃黏膜活检病理组织学检查。

如果患者的临床表现疑似慢性胃炎时，应进行胃镜检查。在胃镜观察下符合慢性胃炎的特征，而又要求确切判断慢性胃炎的性质和类别时，则应取胃黏膜活检，进行病理组织学检查。

如果要了解是否合并有幽门螺杆菌感染时，可以选用快速尿素酶试验、胃黏膜切片染色和（或）$^{13}C-$尿素或 $^{14}C-$尿素呼气试验。

三、鉴别诊断

1. 慢性浅表性胃炎

（1）消化性溃疡：常呈季节性、反复发作，具有规律性的上腹部疼痛的特点，通过 X 线钡餐造影检查及胃镜检查，可以明确诊断。

（2）功能性消化不良：该病属于胃动力障碍性疾病，主要由于胃排空障碍导致胃排空延迟而引起的一系列上消化道症状，表现为上腹部饱胀、嗳气、早饱、恶心、食欲减退等，多数患者伴有精神神经症状，其发病或病情加重常与精神因素关系密切，胃镜检查结果正常，常与患者主诉不平行。胃排空检查或胃电活动记录呈胃排空异常的表现。

（3）胃癌：上消化道症状呈进行性加重，伴有贫血、体重下降、粪便隐血试验阳性。晚期可于上腹部触及肿块。X 线钡餐造影、B 型超声及胃镜检查可以帮助明确诊断。

（4）慢性胆道疾病：主要指慢性胆囊炎、胆结石症、胆系肿瘤等，这些疾病除有较为典型的临床表现外，内镜下胰胆管逆行造影（ERCP）、B 型超声和 CT 影像学检查可提供可靠的诊断依据。

（5）慢性胰腺炎：临床症状与慢性胃炎难以鉴别。多有急性胰腺炎病史，且反复发作，典型患者可有上腹部疼痛、脂肪泻和糖尿病三联征，伴腰部疼痛。B 型超声可表现为胰腺增大，尚可伴有假性囊肿，BT-PABA 试验提示胰腺外分泌功能异常。

（6）慢性萎缩性胃炎：常以食欲减退、嗳气、上腹部不适为主要临床表现，几乎没有反酸、胃灼热等胃酸增多的症状，因此，单纯依据临床表现，难以与浅表性胃炎相鉴别，胃镜检查并取活检即可明确诊断。

2. 慢性萎缩性胃炎

（1）胃癌：上消化道症状呈进行性加重，伴有贫血、体重下降、大便潜血试验阳性。晚期可于上腹部触及肿块。X 线钡餐造影、B 型超声及胃镜检查可以帮助明确诊断。

（2）慢性浅表性胃炎：临床上难以与慢性萎缩性胃炎相鉴别，多有上腹部疼痛、胃灼热等症状。胃镜检查并取活检有助于两者的鉴别诊断。

（3）慢性胆囊疾病：主要指慢性胆囊炎、胆结石症、胆系肿瘤等，发病常与饮食、体位等相关，有较为典型的临床表现，内镜下胰胆管逆行性造影（ERCP）、B 型超声和 CT 影像学检查可提供可靠的诊断依据。

四、治疗

（一）一般治疗

慢性胃炎病因较多，治疗多采用综合治疗，饮食及生活习惯在慢性胃炎的发生、发展过程中起重要作用，饮食不节不仅可以诱发胃炎的发生，也可使胃炎反复发作，因此饮食治疗非常重要。首先改变饮食及生活习惯，告诫患者戒烟戒酒；饮食定时定量，避免暴饮暴食，避免过冷过烫、粗糙、辛辣食物；少食腌制、熏制的肉类食物；实行家庭分餐制；慎用或不用损害胃黏膜的药物等；加强有关知识宣教，保持情绪稳定，消除患者顾虑，增强治疗信心。

（二）药物治疗

1. 降低胃酸度

胃酸较高者，可给予降低胃内酸度的药物。常用的抑酸药物有以下几种。

（1）H_2 受体阻滞剂：能选择性地与胃黏膜壁细胞上组胺 H_2 受体作用，从而抑制胃酸分泌。如西咪替丁 0.2g，3 次 /d；雷尼替丁 150mg，3 次 /d；法莫替丁 20mg，2 次 /d 等。一般疗程为 2 周。

（2）质子泵抑制剂：是目前发现的作用最强的一类胃酸抑制剂，作用于胃酸分泌的终末步骤，与壁细胞 H^+–K^+–ATP 酶结合，使质子泵失活，泌酸功能丧失，缓解症状，而且作用持久，促进炎症吸收。常用药物有奥美拉唑 20mg、兰索拉唑 30mg、泮托拉唑 40mg、雷贝拉唑 10mg、埃索美拉唑 20mg 等，均 1 次 /d 用药，症状减轻后停用，一般疗程减轻后停用，一般疗程为 1 ~ 2 周。因此类药物抑酸作用强烈，慢性胃炎患者特别是萎缩性胃炎患者不主张长期应用，最好在应用此类药物之前检测胃内 pH。

（3）中和胃酸药物：如碳酸氢钠、碳酸钙、氢氧化铝等。这类药物可以直接中和胃酸，作用快、较强，但不良反应也较多，易导致碱中毒，不易超剂量及较长时间应用。

2. 胃黏膜保护剂

胃酸偏低或正常者，以应用胃黏膜保护剂为主。

（1）枸橼酸铋钾：是常用的胃黏膜保护剂，不但可以刺激黏液分泌，增加胃黏膜屏障作用，同时可刺激内源性前列腺素和表皮生长因子的产生，提高上皮细胞的再生能力，用法为每次 2 粒，3 次 /d，餐前 30min 服用。

（2）思密达：含天然硅铝酸盐，具有吸附毒素，抗蛋白酶活性，加强胃黏膜屏障，促进上皮细胞再生等作用。常用量 3g，3 次 /d。

（3）硫糖铝：在酸性胃液中凝聚成糊状物，附于胃黏膜表面上形成一层保护膜，阻止胃酸胃蛋白酶和胆汁酸对胃黏膜的侵蚀。用量 1g，3 次 /d。

（4）膜固思达（瑞巴匹特）：作为一种新型膜保护剂，通过增加胃黏膜前列腺素 E_2 的合成，促进表皮生长因子及其受体表达，降低趋化因子产生，抑制 Hp 黏附及清除氧自由基，从而发挥胃黏膜保护作用，对根除 Hp 感染、治疗胃炎及预防溃疡病复发具有重要价值，常用剂量 0.1g，3 次 /d。

（5）其他胃黏膜保护剂：如麦滋林 –S、米索前列醇等在临床上应用也较广泛。

3. 清除 Hp

中华医学会消化病学分会 Hp 学组于 2007 年 8 月 10—12 日于江西庐山召开了第三次全国 Hp 共识会议，全国 60 多位专家对 Hp 感染的若干问题达成了新的共识，提出清除 Hp 的共识。

（1）PPI 三联 7d 疗法仍为首选（PPI+ 两种抗生素）。

（2）甲硝唑耐药性 ≤ 40% 时，首先考虑 PPI+M+C/A。

（3）克拉霉素耐药率 ≤ 15% ~ 20% 时，首先考虑 PPI+C+A/M。

（4）RBC 三联疗法（RBC+ 两种抗生素）仍可作为一线治疗方案。

（5）为提高 Hp 根除率，避免继发耐药，可以将四联疗法作为一线治疗方案。

（6）由于 Hp 对甲硝唑和克拉霉素耐药，呋喃唑酮、四环素和喹诺酮（如左氧氟沙星和莫西沙星）因耐药率低，疗效相对较高，因而也可作为初次治疗方案的选择。

（7）在 Hp 根除治疗前至少 2 周不得使用对 Hp 有抑制作用的药物 PPI、H_2 受体拮抗剂（H_2RA）和铋剂，以免影响疗效。

（8）治疗方法和疗程：各方案均为 2 次 /d，疗程 7d 或 10d（对于耐药严重的地区，可考虑适当延长至 14d，但不要超过 14d）。服药方法：PPI 早晚餐前服用，抗生素餐后服用。

4. 增强胃排空能力

（1）为避免十二指肠液、胆汁反流及加速胃排空，调节胃、幽门、十二指肠运动协调功能，胃肠促动力药可加速胃排空，减轻胆汁分泌等对胃黏膜的损害，选择用多潘立酮（吗丁啉）或西沙必利（普瑞博思）5 ~ 10mg，

3 次 /d，饭前 15 ~ 30min 口服。对改善反酸、腹痛、腹胀等症状有一定的疗效，也能降低胃内胆盐浓度。

（2）结合胆盐药如铝碳酸镁能在酸性环境下结合胆盐，减轻有害因子对胃黏膜的损伤，研究表明，服药后能迅速降低胃内胆盐浓度。

（3）熊去氧胆酸改变胆汁内不同胆酸的比例，从而减轻胆酸对胃黏膜的损害。

（4）伊托必利是一种具有阻断多巴胺 D_2 受体活性和抑制乙酰胆碱酯酶活性的促胃肠动力药物，其在中枢神经系统分布少，无致室性心律失常作用及其他严重药物不良反应和实验室异常。

5. 其他治疗

胆汁反流性胃炎症状严重、内科治疗无效的患者可采用手术治疗。合并贫血者，若缺铁应补铁，大细胞贫血应根据维生素 B_{12} 50 ~ 100μg/d，叶酸 5 ~ 10mg，3 次 /d，直至症状和贫血完全消失。对 PCA 阳性的慢性胃炎患者尤其合并恶性贫血者可试用肾上腺皮质激素如泼尼松龙但临床效果不肯定，不作常规治疗。

第三节　消化性溃疡

一、概述

消化性溃疡（PU），是指在各种致病因子的作用下，黏膜发生的炎症与坏死性病变，病变深达黏膜肌层，常发生于胃酸分泌有关的消化道黏膜，其中以胃、十二指肠最为常见，包括胃溃疡（GU）及十二指肠溃疡（DU），是一种常见病、多发病，总发病率占人口总数的 10% ~ 20%。但在不同国家、地区，其发病率有较大差异。20 ~ 50 岁为高发年龄，10 岁以下、60 岁以上较少见。男女发病比例为（2 ~ 5）∶1，PU 与 GU 比例为 3∶1。

PU 病的发病机制主要与胃十二指肠黏膜的损害因素和黏膜自身防御 - 修复因素之间失衡有关。黏膜防御因子包括黏液 / 碳酸氢盐屏障、黏膜屏障、黏膜血流、细胞更新、前列腺素、表皮生长因子等。黏膜损害因素包括胃酸、胃蛋白酶、胃泌素、Hp 感染、酒精、胆汁酸、吸烟、卵磷脂、非甾体消炎药物等。正常情况下，防御因子与损害因素处于平衡状态，因此不发生溃疡病。当防御因子减弱或损害因素增强，这种平衡被打破，易发生 GU 或 PU。

GU 和 DU 在发病机制上有所不同，前者主要是自身防御 - 修复因素的减弱，而后者主要是侵袭因素的增强。近 20 余年的研究和临床资料充分证明，幽门螺杆菌感染是 PU 的主要病因，但最终形成均由于胃酸和胃蛋白酶自身消化所致。

1. 胃酸

胃酸在 PU 病的发病中起重要作用，是现代医学对 PU 认识的第 1 次飞跃。

1910 年 Schwartz 提出"无酸、无溃疡"的概念，这是对消化性溃疡病因认识的起点，也是消化性溃疡治疗的理论基础之一，是现代医学对 PU 认识的第 1 次飞跃。PU 的最终形成是由于胃酸、胃蛋白酶自身消化所致，而胃蛋白酶的活性受到胃酸制约，胃酸的存在是溃疡发生的决定因素。许多 PU 患者都存在基础酸排量（BAO）、夜间酸分泌、五肽胃泌素刺激的最大酸排量、十二指肠酸负荷等增高的情况。GU 患者往往存在胃排空障碍，食物在胃内潴留促进胃窦部分分泌胃泌素，从而引起胃酸分泌增加。

2. 幽门螺杆菌（Hp）

幽门螺杆菌感染为 PU 病最重要的发病原因之一，是现代医学对 PU 认识的第 2 次飞跃。

幽门螺杆菌感染是损害胃十二指肠黏膜屏障导致 PU 形成的最常见病因。1983 年 Warren、Marshell 发现，并提出无 Hp、无溃疡，成为现代医学对 PU 认识的第 2 次飞跃。1994 年洛杉矶会议，明确 Hp 为致病菌。其致病能力取决于引起组织损伤的毒力因子、宿主遗传易感性和环境因素。消化性溃疡患者中 Hp 感染率高，Hp 是慢性胃窦炎主要病因，几乎所有 DU 均有慢性胃窦炎，大多数 GU 是在慢性胃窦炎基础上发生的。大量临床研究已证实，90% 以上的 PU，80% ~ 90%GU 患者存在 Hp 感染，而根除 Hp 后溃疡复发率明显下降。由此认为 Hp 感染是导致 PU 病的主要病因之一。

Hp 的毒力包括空泡毒素（VacA）蛋白、细胞毒素相关基因（CagA）蛋白、鞭毛的动力蛋白、黏附因子、脂多糖、尿素酶、蛋白水解酶、磷脂酶 A

和过氧化氢酶等。Hp 依靠其毒力因子的作用，在胃型黏膜（胃黏膜和有胃窦化生的十二指肠黏膜）定居繁殖，诱发局部炎症和免疫反应，损害局部黏膜的防御 – 修复机制，同时也可通过侵袭因素的增强而致病。不同部位的 Hp 感染引起溃疡的机制有所不同。以胃窦部感染为主的患者中，Hp 通过抑制 D 细胞活性，从而导致高胃泌素血症，引起胃酸分泌增加。同时，Hp 也可直接作用于肠嗜铬样细胞（ECL 细胞），后者释放组胺引起壁细胞分泌增加，这种胃窦部的高酸状态易诱发 PU。在以胃体部感染为主的患者中，Hp 直接作用于泌酸细胞，引起胃酸分泌减少，过低的胃酸状态易诱发胃腺癌。Hp 感染者中仅 15% 发生消化性溃疡，说明除细菌毒力外，遗传易感性也发挥一定的作用。研究发现，一些细胞因子的遗传多态性与 Hp 感染引发的 PU 病密切相关。

3. NSAIDs

NSAIDs 仍是 PU 病的主要致病因素之一，而且在上消化道出血中起重要作用。

NSAIDs 和阿司匹林等药物应用日趋广泛，常作用于风湿性疾病、骨关节炎、心血管疾病等，然而其具有多种不良反应。流行病学调查显示，在服用 NSAIDs 的人群中，15% ~ 30% 可患 PU 病，其中 GU 发生率为 12% ~ 30%，DU 发生率为 2% ~ 19%。NSAIDs 使溃疡出血、穿孔等并发症发生的危险性增加 4 ~ 6 倍，而老年人中，PU 病及并发症发生率和死亡率均与 NSAIDs 有关。NSAIDs 溃疡发生的危险性除与所服的 NSAIDs 种类、剂量大小、疗程长短有关外，还与患者年龄（大于 60 岁）、Hp 感染、吸烟及合并使用糖皮质激素药物或抗凝剂、伴心血管疾病或肾病等因素有关。

4. 其他

药物如糖皮质激素、抗肿瘤药物和抗凝药的使用也会诱发 PU 病，也是上消化道出血不可忽视的原因之一。遗传因素，精神因素（应激，焦虑等），胃十二指肠运动异常（PU 时胃排空加快，GU 时胃排空延缓和十二指肠胃反流），吸烟等因素在 PU 的发生中也起一定的作用。

二、诊断

病史中典型的周期性和节律性上腹痛是诊断的主要线索，确诊靠内镜检查和 X 线钡餐检查。

（一）临床表现

典型的 PU 有慢性、周期性、节律性上腹痛的特点：①慢性过程呈反复发作，病史可达几年甚至十几年。②发作呈周期性、季节性（秋季、冬春之交发病），可因精神情绪不良或服 NSAIDs 诱发。③发作时上腹痛呈节律性。中上腹痛、反酸是 PU 的典型症状。

腹痛发生与餐后时间的关系认为是鉴别 DU 与 GU 的临床依据。GU 的疼痛特点为："进食→疼痛→舒适"；十二指肠球部溃疡的特点为："疼痛→进食→舒适""疼痛→进食→缓解"及"夜间痛"是 PU 重要诊断线索。PU 体征缺乏特异性。

（二）相关检查

1.胃镜检查及胃黏膜活组织检查

胃镜检查与 X 线钡餐检查可相互补充，胃镜检查是 PU 检查的金标准。内镜检查多为圆形或椭圆形，直径小于 1cm，边缘整齐的溃疡，底部充满灰黄色或白色渗出物，周围黏膜充血、水肿，皱襞向溃疡集中。胃镜检查过程中应注意溃疡的部位、形态、大小、深度、病期及溃疡周围黏膜的情况，可发现 X 线检查难以发现的表浅溃疡及愈合期溃疡，并可对溃疡进行分期（活动期，愈合期，瘢痕期），结合直视下黏膜活检及刷检，对判断溃疡的良、恶性有较大的价值。

（1）活动期：① A1 期：溃疡的苔厚而污秽，周围黏膜肿胀，无黏膜皱襞集中。② A2 期：溃疡苔厚而清洁，溃疡四周出现上皮再生所形成的红晕，周围黏膜肿胀而逐渐消失，开始出现向溃疡集中的黏膜皱襞。

（2）愈合期：愈合期的特征为溃疡苔变薄，溃疡缩小，四周有上皮再生形成的红晕，并有黏膜皱襞向溃疡集中，H1 与 H2 的区别在于后者溃疡已接近完全愈合，但仍有少许薄白苔残留。

（3）瘢痕期：① S1：溃疡苔消失，中央充血，瘢痕呈红色，又称红色瘢痕期。② S2：红色完全消失，又称白色瘢痕期，是溃疡治疗理想的愈合指标。必须指出，溃疡的形态改变对病变性质的鉴别没有绝对界限，因此，对

GU 应常规进行活组织检查，对不典型或难愈合溃疡，要分析其原因，必要时行超声内镜检查或黏膜大块活检，以明确诊断。

2. X 线钡餐检查

X 线钡餐检查适用于对胃镜检查有禁忌或不愿意接受胃镜检查者（在 PU 的诊断，良、恶性溃疡的鉴别诊断的准确性方面，胃镜检查优于 X 线钡餐检查）。直接征象——龛影；间接征象——局部压痛，十二指肠球部激惹，球部畸形，胃大弯侧痉挛性切迹。

3. Hp 感染的检测

Hp 感染的检测对消化性溃疡鼓励常规进行尿素酶试验或核素标记 C 呼气等试验，以明确是否存在 Hp 感染。其他检测方法包括血清抗 Hp 抗体检查，聚合酶链反应（PCR）测定 Hp-DNA，细菌培养（金标准）。

4. 胃液分析和血清胃泌素测定

这种检查在疑有 Zollinger-Ellison 综合征时作鉴别诊断用。

三、鉴别诊断

1. 功能性消化不良

功能性消化不良多见于青年妇女，检查可完全正常或只有轻度胃炎，与消化性溃疡的鉴别有赖于 X 线和胃镜检查。

2. 慢性胆囊炎和胆石症

疼痛与进食油腻食物有关，疼痛位于右上腹，并放射至背部，莫菲征阳性，症状不典型者需借助 B 超检查或内镜下逆行胆道造影检查。

3. 胃癌

X 线内镜活组织病理检查显示，恶性溃疡龛影多大于 2.5cm，位于胃腔之内，边缘不整，周围胃壁强直，结节状，有融合中断现象；内镜下恶性溃疡形状不规则，底凹凸不平，污秽苔边缘呈结节状隆起。

四、并发症

1. 上消化道出血

上消化道出血为本病最常见的并发症，其发生率为 20% ~ 25%，也是上消化道出血的最常见原因。临床表现为呕血及黑便，如出血量大，可出现头晕、心悸、出汗、血压下降、昏厥，甚至休克。

2. 穿孔

急性穿孔——急性腹膜炎（前壁多见）；慢性穿孔——穿透性溃疡；亚急性穿孔——局限性腹膜炎（后壁多见）。

3. 幽门梗阻

幽门炎症水肿和幽门痉挛——急性，暂时性梗阻；幽门瘢痕收缩——慢性，持久性梗阻。

4. 癌变

GU 可发生癌变，故需要定期复查胃镜及病理。而 PU 则不会发生癌变。

五、治疗

（一）治疗目的

1. 近期目标

缓解症状。

2. 阶段性目标（DU 6 周；GU 8 周）

愈合溃疡，强调治疗后胃镜复查。

3. 中长期目标

预防并发症。

4. 预防复发

3 种维持治疗方案（正规维持治疗、间断全剂量治疗、按需短程治疗）。

（二）药物治疗

PU 是自愈性疾病，在针对可能的病因治疗同时，要注意饮食、休息等一般治疗。在 PU 活动期，要注意休息，减少不必要的活动，避免刺激性饮食，但无须少量多餐，每日正餐即可。

PU 的内科治疗主要是药物治疗。目前治疗 PU 的疗法是在传统的酸中和、酸抑制、保护并促进溃疡面愈合、调节胃动力等基础上与抗菌药物联用。近年来，随着医疗科技工作者对胃壁细胞的泌酸功能和胃黏膜防御功能的深入研究，近十多年来由于新型胃酸抑制剂的不断出现，如 H_2 受体抑制剂、PPI（奥美拉唑、兰索拉唑、泮托拉唑、雷贝拉唑等）等，几乎所有的PU（恶性溃疡除外）都可经药物治愈。其中对单纯的溃疡来说，作用于壁细胞的抗胃酸分泌药和防御因子增强药已成为治疗的主要药物；而对由 Hp 感染引起的 PU，则必须同时应用抗 Hp 药物。

1. 抗酸药

目前，公认胃内 pH 维持在 3.5 ~ 4.0 以上是满意的溃疡愈合环境和必备的治疗条件。因此，抑制胃酸分泌，提高胃内 pH，是 PU 治疗的基础。抗酸药可以和盐酸作用生成盐和水，从而使胃酸度减低。目前常使用含铝、碳酸钙及碳酸镁的复方制剂。有研究表明，含铝等的抗酸剂能保护胃黏膜免受各种攻击因子的损伤，使胃黏膜释放前列腺素增加而起到促使溃疡愈合的作用。抗酸剂目前主要用作溃疡治疗的辅助用药。

2. H_2 受体拮抗剂（H_2RA）

H_2RA 有助于缓解 PU 腹痛、反酸等症状，促进溃疡愈合。H_2RA 可以特异性地与壁细胞膜上的 H_2 受体结合而阻断组胺与 H_2 受体结合，从而发挥较强的抑制胃壁细胞分泌盐酸的作用，能拮抗胃泌素和乙酰胆碱受体刺激的胃酸分泌，对应激性溃疡和上消化道出血也有明显疗效。目前应用于临床的共有三代 H_2RA，即第一代的西咪替丁，第二代的雷尼替丁，第三代的法莫替丁、罗沙替丁、尼扎替丁等。不同的 H_2RA 抑制胃酸的程度不同。H_2RA 治疗溃疡最初主张分次口服，近年来则多主张睡前一次服用，疗效与前者相仿，这是因为夜间胃酸分泌多，对 PU 的发生有重要关系，从而能发挥最大效果，且这种夜间适度抑酸，干扰胃肠生理功能较小，不影响患者的正常生活。H_2RA 治疗溃疡，其溃疡愈合率低于 PPI，内镜下溃疡愈合率在 65% ~ 85%。H_2RA 的不良反应较小，发生率小于 3%。不良反应有白细胞减少，GPT 增高，男性性功能障碍和乳房增大，以及困倦、迟钝、定向障碍、幻觉、躁动等精神症状。其中第二代、第三代相对第一代 H_2RA 的不良反应要小得多。

3. 质子泵抑制剂（PPI）

PPI 是治疗酸相关性溃疡的首选药物。其特点为作用快、持续时间长、抑酸效果好。与 H_2RA 相比较，PPI 通过抑制胃酸的最后分泌过程，抑制胃酸作用更强，可使溃疡愈合时间缩短 1/3 ~ 1/2。PPI 为苯并咪唑的衍生物，能迅速穿过胃壁细胞膜，聚积在强酸性分泌小管中，转化为次磺胺类化合物，后者可与壁细胞分泌小管和囊泡内 H^+K^+–ATP 酶（又称质子泵）结合，使其不可逆地失去活性，使壁细胞内的 H^+ 不能移到胃腔中，从而阻滞胃酸的最后分泌过程。胃内酸度降低与溃疡愈合有直接的关系。如果抑制胃酸分泌，使胃内 pH 升高大于 3，每天维持 18～20h，则可使几乎所有 PU 在 4 周内愈合。PU 治疗通常采用标准剂量的 PPI，每日 1 次，早餐前半小时服药。治疗 PU 疗程为 4 周，GU 为 6～8 周，通常内镜下溃疡愈合率均在 90% 以上。PPI 与抗 Hp 抗生素联合应用，可明显提高 Hp 的根治率。PPI 发展较快，其第一代（奥美拉唑）药动学和药效学存在一定的缺陷。奥美拉唑的血药浓度与给药剂量呈非线性关系，在不同患者中具有明显差异，导致了该药对不同患者临床抑酸疗效的差异。给药时间、食物和抗酸药的存在均对第一代 PPI 的药效影响较明显。而第二代（兰索拉唑、尼扎拉唑），第三代（雷贝拉唑）PPI 这方面的影响较小。另外，第一代 PPI 起效较慢，只有在多次给药后才能发挥最大的抑酸作用。此外，还存在着某些局限性，如促进愈合和症状缓解作用不稳定、胃排空延迟、壁细胞肿胀及给药后有明显的胃酸高峰等，影响了相关疾病的治疗效果。

近年来问世的新一代 PPI 雷贝拉唑，已在不同程度上克服了原有同类产品的某些缺陷。其主要特点有：①临床抑酸效果好。②抑酸作用起效快。③昼夜均可维持较高的抑酸水平。④疗效确切，个体差异小。⑤与其他药物之间无相互影响。⑥不良反应小。新一代 PPI 与第一代 PPI 比较，能够更强、更快地发挥抑酸作用。

对 NSAIDs 溃疡的预防及治疗应首选 PPI，通过它高效抑制胃酸分泌作用，显著改善患者的胃肠道症状，预防消化道出血，提高胃黏膜对 NSAIDs 的耐受性，并能促进溃疡愈合。PPI 疗程与剂量同消化性溃疡。H_2RA 仅能预防 NSAIDs PU 的发生，但不能预防 NSAIDs GU 的发生。

PPI 治疗中存在的问题：①长期抑酸导致黏膜增殖旺盛，有可能发展为高胃泌素血症。②动物实验有可能发生类癌样变，但人类如何尚不清楚。③长期应用使胃处于无酸状态，有利于胃内细菌繁殖，有亚硝酸胺等致癌物质增加的危险。④治疗原则是恢复胃的正常功能，过度抑酸处于非生理状态，因此认为，使用 PPI 治疗一般疗程不宜太长，剂量不宜太大。此外，类似药物还有泮托拉唑、拉贝拉唑等。

4. 根除 Hp 治疗

根除 Hp 应为 PU 的基本治疗,它是溃疡愈合及预防复发的有效防治措施。Hp 与 PU 的发生与预后密切相关,且有证据显示 Hp 感染与胃体、胃窦腺癌相关联。对 Hp 阳性的胃及 PU,无论是初发还是复发,应全部接受 Hp 的根除治疗。理想的 Hp 根除方案应符合安全、有效(根除率 > 90%)、简便、经济的标准。目前推荐的各类根除 Hp 治疗方案中最常用的是以 PPI 为基础的三联治疗方案(PPI、阿莫西林、克拉霉素),三种药物均采用常规剂量,疗程 7 ~ 14d。Hp 根除率在 70% ~ 90%,为提高根除率,在治疗 PU 时建议采用 10d 疗法。1994 年 4 月,中华医学会消化病学会 Hp 专题共识会的推荐方案如下:

(1)质子泵抑制剂(PPI)+ 两种抗生素:① PPI 标准剂量 + 克拉霉素 0.5g+ 阿莫西林 1.0g,均 bid×1 周。② PPI 标准剂量 + 阿莫西林 1.0g+ 甲硝唑 0.4g,均 bid×1 周。③ PPI 标准剂量 + 克拉霉素 0.25g+ 甲硝唑 0.4g,均 bid×1 周。

(2)铋剂 + 两种抗生素:①铋剂标准剂量 + 阿莫西林 0.5g+ 甲硝唑 0.4g,均 bid×1 周。②钵剂标准剂量 + 四环素 0.5g+ 甲硝唑 0.4g,均 bid×1 周。③铋剂标准剂量 + 克拉霉素 0.25g+ 甲硝唑 0.4g,均 bid×1 周。

(3)其他方案:雷尼替丁枸橼酸钠(RBC)0.4g 替代推荐方案①的 PPI 或 H_2 受体拮抗剂(H2RA)或 PPI+ 推荐方案②组成四联疗法,疗程 1 周。

近年来,Hp 耐药率迅速上升,甲硝唑为 30% 以上,克拉霉素 5% ~ 10%,常导致 Hp 清除失败。对于首次根除失败者,应采用二、三线方案进行治疗。二、三线方案常用四联疗法,可根据既往用药情况并联合药敏试验,采取补救治疗措施 PPI+2 种抗生素(如呋喃唑酮、左氧氟沙星等)。

中华医学会消化病学会 Hp 学组"第三次全国幽门螺杆菌感染若干问题共识意见"。会议推荐治疗方案以桐城的共识意见为基础,借鉴了欧洲 Maastricht 的意见,并且许多方案是以我国的多中心随机研究为依据,方案的制定严格遵照循证医学的原则,加入了近年来 Hp 研究新进展:如鉴于甲硝唑耐药率普遍增高,PPI 三联疗法随着时间的变迁 Hp 的根除率越来越低,为了达到一个理想的 Hp 根除率,防止继发耐药,建议 PPI 三联 + 铋剂的四联疗法可以用于一线治疗。推荐在补救治疗中加入呋喃唑酮、喹诺酮类抗生素，对于反复治疗失败的患者建议进行药物敏感试验。

序贯疗法治疗 Hp 感染具有疗效高、耐受性和依从性好等优点。目前推荐的序贯疗法为 10d：前 5d，PPI+ 阿莫西林，后 5d，PPI+ 克拉霉素 + 替硝唑；或前 5d，PPI+ 克拉霉素，后 5d，PPI+ 阿莫西林 + 呋喃唑酮。据报道序贯疗法有效率达 90% 以上，且对耐药菌株根除率较其他方案为高。但对序贯疗法国内仍需积累更多的临床经验。

5. 黏膜保护剂

PU 的愈合质量，要求愈合溃疡的瘢痕较厚，黏膜腺体结构较为正常，腺体间结缔组织较少。良好的愈合质量是预防溃疡复发的重要先决条件之一，为保证消化性溃疡的愈合质量，在根除 Hp 和抑酸的同时应给予黏膜保护剂，此类药物多有中和胃酸和促进黏膜自身防御 – 修复因素的作用。联合应用黏膜保护剂可提高 PU 的愈合质量，有助于减少溃疡的复发率。主要有硫糖铝、铝碳酸镁、胶体铋、麦滋林、替普瑞酮和前列腺素类等药物。

（1）硫糖铝：是一种含有 8 个硫酸根的蔗糖铝盐，其主要作用是口服后在酸性环境中，离子化形成硫酸蔗糖复合阴离子，紧密黏附在溃疡基底带正电荷的坏死组织的蛋白上，形成一层保护膜，阻止胃酸和胃蛋白酶对溃疡的消化作用，与胆盐和胃蛋白酶结合，降低其对黏膜的损伤作用，促进黏液和碳酸氢盐的分泌，增加黏液屏障，促进局部前列腺素的合成和释放，增加表皮生长因子的分泌，改善黏膜血流而起到保护黏膜的作用。常用剂量为 10mL/ 次，3 次 /d，餐前口服。长期服用可出现便秘。

（2）铝碳酸镁：可覆盖溃疡形成保护膜、增加碳酸氢盐及黏液糖蛋白分泌、促进前列腺素释放、增加胃黏膜血流、清除氧自由基系统、增加 EGF 及 bFGF 释放，该药物尚有抗酸及吸附胆汁酸盐的作用，更适合伴有胆汁反流的患者。

（3）胶体铋：枸橼酸铋钾是氢氧化铋和枸橼酸的络合盐。其主要作用是在酸性环境下形成不溶性铋盐，覆盖于溃疡表面，阻断胃酸、胃蛋白酶的侵袭作用，促进前列腺素的合成并延缓其降解，刺激黏液和碳酸氢盐的分泌并增加黏膜血流量，可使表皮生长因子聚集于溃疡部位，促进愈合，杀灭 Hp。因 CBS 含有铋剂，不宜长期服用。

（4）麦滋林：有效成分为 L- 谷氨酰胺，是从卷心菜中分离出的氨基酸，作用为促进前列腺素合成，营养胃黏膜，促进细胞增殖。不良反应偶有 GPT 升高、颜面潮红、便秘、腹泻等。

（5）替普瑞酮：为萜的衍生物，作用为促进胃黏液分泌，促进黏液糖蛋白及磷脂的合成，促进前列腺素合成，改善胃黏膜血流量，有时有便秘、腹泻、肝脏 GPT 升高、胆固醇升高、头痛等不良反应。

6. 药物维持治疗

PU 维持治疗的目的是：①预防和减少复发。②有效地控制或改善症状。③预防出现并发症。有临床观察提示，十二指肠球部溃疡经抗溃疡药物短期治疗后，给予或不给予持续性维持治疗，溃疡复发率差别很大。在药物选择上，凡是对溃疡病治疗有效的药物均可用于维持治疗。而最常用的为 H_2 受体拮抗剂及 PPI 维持治疗方式。①连续性维持治疗，即溃疡愈合后每日半量服药。②间歇全程给药，即出现症状给 4 ~ 8 周的全量治疗。③症状性自我疗法，症状出现时给药，症状消失即停药。以连续性维持治疗最常用。根除 Hp 后，溃疡复发率显著低于只用抑酸剂治疗组和未根除治疗组，提示 Hp 是导致溃疡复发的主要因素，这其中包括未进行 Hp 根除治疗和根除治疗后 Hp 再次转为阳性，后者包括再燃和再感染两种可能。近年来多个研究表明，再燃可能是 Hp 感染复发的主要因素，应对 Hp 再次进行根除治疗。长期服用 NSAIDs 是导致消化性溃疡复发的另一重要因素，如因原发的病情需要不能停药者，可更换环氧合酶（COX）-2 抑制剂，并同时服用 PPI。

7. NSAIDs 溃疡的治疗

对 NSAIDs 溃疡的预防及治疗应首选 PPI，通过它高效抑制胃酸分泌作用，显著改善患者的胃肠道症状、预防消化道出血、提高胃黏膜对 NSAIDs 的耐受性等作用，促进溃疡愈合。PPI 疗程与剂量同消化性溃疡。H_2RA 仅能预防 NSAIDsPU 的发生，但不能预防 NSAIDsGU 的发生。

第四节　急性胃扩张

一、概述

急性胃扩张是指胃和十二指肠内由于大量的气体及液体潴留胃内而产生的胃及十二指肠上段极度扩张。本病通常为腹部手术后或某些慢性消耗性疾病及长期卧床患者的严重并发症，可由多种原因所致，虽不多见，但后果严重，预后不良，若抢救处理不及时可因休克或胃壁坏死穿孔导致腹膜炎而死亡。

器质性疾病和功能性因素均可引起急性胃扩张，常见有外科手术、创伤、麻醉三类，尤其是腹腔、盆腔手术及迷走神经切断术均可直接刺激躯体或内脏神经，引起胃的自主神经功能失调，胃壁的反射性抑制，造成胃平滑肌弛缓，进而形成胃扩张；各种创伤产生的应激状态，尤其是上腹部挫伤或严重复合伤时，急性胃扩张的发生与腹腔神经丛受强烈刺激有关；麻醉时气管插管术后给氧及胃管鼻饲，亦可使大量气体进入胃内，形成胃扩张；疾病状态，如胃扭转、嵌顿性食管裂孔疝、十二指肠肿瘤、异物及十二指肠壅积症等均可引起胃潴留和急性胃扩张；脊柱畸形、环状胰腺、胰腺癌等也可压迫胃的输出道引起急性胃扩张；躯体部上石膏套后 1 ~ 2d 引起的石膏套综合征所致的急性胃扩张是因脊柱伸展过度、十二指肠受肠系膜上动脉压迫的结果；情绪紧张、剧烈疼痛、精神抑郁、营养不良等均可引起自主神经功能紊乱，导致胃张力减低或排空延迟而致急性胃扩张；糖尿病神经病变、抗胆碱能药物的应用、水电解质失衡、中枢神经系统损伤、尿毒症、严重感染等均可影响胃的张力和排空，导致出现急性胃扩张。暴饮暴食也可引起急性胃扩张。

胃肠壁神经性麻痹和机械性梗阻是引起急性胃扩张的发病机制。胃壁肌肉张力减弱引起胃扩张，使食管与贲门、胃与十二指肠交界处形成锐角，阻碍胃内容物的排出。膨大的胃可压迫十二指肠，并将肠系膜及小肠挤向盆腔，因此，牵拉肠系膜上动脉而压迫十二指肠，胃内食物咽入的空气及胃十二指肠分泌液、胆汁、胰液积存，刺激胃泌素的分泌，又可以刺激胃十二指肠黏膜分泌液体，加重胃扩张；还可以进一步牵拉肠系膜，加重胃十二指肠麻痹和梗阻，于是形成恶性循环，使胃扩张逐步加重。扩张的胃还可以压迫门静脉，使血液淤滞于腹腔；也可压迫下腔静脉，使回心血量减少。

二、诊断

存在上述提到的病因，例如手术后初期创伤、感染或过分饱食后，出现上述溢出性呕吐和上述特征的呕吐物。并有上腹部胀满，振水音阳性，即应考虑为急性胃扩张，如腹部 X 线平片见胃影增大，上腹部巨大液气平面，或胃管吸出大量液体，即可确诊。

（一）临床表现

1. 症状

（1）上腹部或脐周胀痛：性质多为持续性胀痛，阵发性加重，但很少有剧烈腹痛，如并发胃穿孔则可出现剧烈的腹痛。

（2）腹胀：多位于脐上，开始感觉上腹部饱胀伴有恶心，逐渐向下腹部蔓延，最后整个腹部均显著膨胀，腹壁浅静脉扩张。

（3）恶心与呕吐：由于上腹部膨胀，患者不自主地频繁呕吐，为溢出物，非喷射状，呕吐后症状并不减轻。呕吐物开始为含有胆汁的棕绿色液体，随着呕吐的逐渐频繁以及呕吐量的增多，呕吐物变为咖啡色，潜血试验阳性，但不含有血块，也无粪便臭味。

（4）停止排便排气：病程后期因大量呕吐及肠麻痹，大多数患者肛门停止排便、排气。

（5）其他症状：后期由于大量呕吐可出现脱水电解质紊乱症状。可出现口渴、尿少、脱水征，患者烦躁不安、呼吸急促、脉搏快速而微弱，血压下降和休克。

2. 体征

脱水貌，腹部高度膨胀，为不对称性膨胀。可见无蠕动的胃轮廓，局部有压痛，胃鼓音区扩大，有振水音。如病程中突然出现腹部剧痛，全腹有压痛、反跳痛，移动性浊音阳性，表示胃壁出现坏死穿孔。

（二）实验室检查

实验室检查特点为患者胃部虽有少量出血，但因大量体液丧失，所以血红蛋白及红细胞可增加，并可出现低血钾、低血钠、低血氯，另外胃液中含有盐酸而呈酸性，故若以丢失胃液为主，则会发生代谢性碱中毒，若以丢失胰液等消化液为主，则发生代谢性酸中毒。

立位腹部 X 线平片可示上腹部有均匀一致的阴影，显示巨大的胃泡液平面，充满腹腔的胃影及左膈肌抬高，若采用 X 线钡剂造影，不仅可以看到增大的胃及十二指肠的轮廓，而且还可以发现十二指肠梗阻，钡剂不能进入空肠。

三、鉴别诊断

1. 机械性肠梗阻

机械性肠梗阻可有腹胀、呕吐，但常有较明显腹痛，腹部体格检查可见肠型，肠鸣音多亢进，立位腹部 X 线平片可见小肠积气，并可见肠腔内多个液平面，胃管抽吸无大量胃内容物。

2. 弥漫性腹膜炎

弥漫性腹膜炎常由腹腔内脏器穿孔引起，起病急骤，腹痛剧烈，腹部肌肉紧张，有压痛及反跳痛，肝脏浊音界可消失，肠鸣音消失，患者体温常升高，白细胞增多。腹部 X 线检查可发现膈下游离气体。

3. 幽门梗阻

消化性溃疡、胃窦部肿瘤引起的幽门梗阻也可导致胃扩张的发生，但一般起病缓慢，患者呕吐物无胆汁，上腹部可见到胃型及胃蠕动，很少出现脉搏快速而微弱、血压下降等，胃镜检查或 X 线钡剂造影可明确诊断。

四、治疗

（一）药物治疗

急性胃扩张的内科治疗最重要的措施是禁食，放置胃管，持续胃减压，还需将胃、十二指肠液尽量吸出，并以少量生理氯化钠反复洗胃，直至吸出正常胃液，才可取出胃管，取出胃管后可予患者试饮少量白开水，若未出现不适，可开始进食少量流质饮食，如无滞留，可逐渐增加流质饮食量，同时经常改变患者体位以解除对十二指肠水平部的压迫，如病情许可，可采取俯卧位。每日记录患者出入量，予静脉输液以纠正患者的脱水电解质及酸碱平衡紊乱，必要时可输血。

（二）手术治疗

手术指征：①饱餐后发生的急性胃扩张，胃内容物无法吸出。②内科治疗 8 ~ 12h 效果不理想。③有十二指肠机械性梗阻因素存在。④合并胃壁坏死、胃穿孔、大量胃出血者。⑤胃功能长期不能恢复，稍一进食即扩张者。

手术切开胃壁清除胃内食物，全层缝合胃壁，术后予胃管继续减压，特别是对已有腹腔感染、休克、穿孔或疑有胃壁坏死者，应及时行手术治疗，手术方法以简单有效为原则，如胃造瘘术并清除其内容物，术后应继续予胃管减压。

第三章 小肠疾病及治疗

第一节 小肠吸收不良综合征

小肠吸收不良综合征是由于各种原因引起的小肠消化，吸收功能减损，以致营养物质不能正常吸收，而从粪便中排泄，引起营养缺乏的临床综合征，亦称消化吸收不良综合征。由于病人多有腹泻，粪便稀薄而量多，且含有较多油脂，又称脂肪泻。

一、病因学

吸收不良综合征的病因很多，有多种分类方法，通常按病因及发病机制分为下列几类：

（一）原发性吸收不良综合征

系小肠黏膜（吸收细胞）有某种缺陷或异常，影响营养物质经黏膜上皮细胞吸收、转运。包括乳糜泻和热带口炎性乳糜泻等。

（二）继发性吸收不良综合征

1. 消化不良

胰酶缺乏如慢性胰腺炎、胰腺癌、胰腺纤维囊肿、胰腺结石、原发性胰腺萎缩等；胆盐缺乏如肝实质弥漫性损害、胆道梗阻、胆汁淤积性肝硬化、肝内胆汁淤积症、回肠切除、肠内细菌过度繁殖；肠黏膜酶缺乏如先天性乳糖酶缺乏症。

2. 吸收不良

小肠吸收面积不足，如小肠切除过多（短肠综合征）、胃结肠瘘、不适当的胃肠吻合术、空肠结肠瘘等；小肠黏膜病变如小肠炎症，包括感染性、放射性、药物性（新霉素、秋水仙素等）；寄生虫病如贾第虫病、圆线虫病等；肠壁浸润病变如淋巴瘤、结核病、克罗恩病、Whipple 病等；小肠运动障碍、动力过速如甲状腺功能亢进等，影响小肠吸收时间，动力过缓如假性小肠梗阻、系统性硬皮病，导致小肠细菌过度生长；淋巴血流障碍如淋巴发育不良、淋巴管梗阻（外伤、肿瘤、结核等）、血液循环障碍（门静脉高压症、充血性心力衰竭）。

二、病理生理学

（一）小肠黏膜病变

各种营养物质的吸收主要在小肠进行，故小肠黏膜病变是造成吸收不良的重要原因。包括：①小肠黏膜有某种先天缺陷与异常，如热带口炎性腹泻、幼儿乳糜泻和非热带口炎性腹泻、乳糖酶缺乏症、葡萄糖半乳糖吸收不良、无 β 脂蛋白血症。②小肠黏膜广泛性病变，如小肠结核、克罗恩病、多发性憩室炎、嗜酸性粒细胞浸润性胃肠炎、放射性小肠炎、小肠缺血及淀粉样变等。其机制主要是小肠绒毛受损害所致；小肠黏膜吸收面积减少，如短肠综合征、淋巴管病变等，当小肠淋巴管发生阻塞或淤滞，淋巴液引流不畅时，可影响脂肪酸、甘油的吸收与运输，从而导致脂肪泻。

（二）肠道感染、细菌过度繁殖和小肠腔内食糜未完全消化和水解

肠道感染可使肠黏膜发生广泛性炎症和损伤而导致吸收不良。胆盐缺乏能影响脂肪的乳化，造成脂肪消化不全，乳糜微粒形成障碍易导致吸收不良，主要见于严重的肝脏病变、长期肝内外胆管梗阻、回肠切除术后等。

（三）药物与全身性疾病

新霉素、考来烯胺、氢氧化铝、口服避孕药、对氨基水杨酸、抗癌药、苯乙双胍、酚酞等药有时可引起消化不良。糖尿病、甲状腺功能亢进、艾迪

生病、甲状旁腺功能减退症、缩窄性心包炎、充血性心力衰竭、结节性多动脉炎、硬皮病、系统性红斑狼疮均可导致吸收不良，其机制迄今尚未完全阐明。

（四）其他

胃泌素瘤可因肠内的高酸度环境而抑制脂肪酶的活性，导致脂肪吸收不良；小肠假性梗阻、原发性小肠运动过缓等可使小肠动力障碍而引起吸收不良。

三、病理学

吸收不良综合征的病理特点是小肠绒毛萎缩变平，镜检可清楚地观察到柳叶状的绒毛缩短，形态不规则，尖端变钝而互相融合，直至绒毛消失。表层杯状细胞减少，上皮下层有炎性细胞浸润和腺体增生。黏膜柱状上皮细胞变低平，胞质有空泡，核大小不一，微绒毛模糊不清。在小儿乳糜泻病人肠腔有明显的扩张。

四、临床表现

吸收不良综合征由于营养物、维生素、电解质吸收障碍，引起一系列病理生理改变。

（一）腹泻及其他胃肠道临床症状

腹泻为主要临床症状，可见于 80% ~ 97% 的病人，且最具特征。每天排便 3 ~ 4 次或更多，粪量多、不成形、色淡有油脂样光泽或泡沫，有恶臭。也可为水样泻，少数轻症或不典型病例可无腹泻，伴有肠鸣、腹胀、腹部不适，但很少有腹痛，部分病人可有食欲减退及恶心、呕吐。

（二）营养缺乏

腹泻发生后，由于蛋白质丢失及热能供应不足，病人逐渐感乏力、消瘦、体重减轻，可出现贫血、下肢水肿、低蛋白血症。

（三）维生素及电解质缺乏

临床症状：①可出现不同程度的各种维生素缺乏或电解质不足的临床症状，如维生素D及钙的吸收障碍可有骨痛、手足搐搦，甚至病理性骨折。②B族维生素吸收不良可出现舌炎、口角炎、周围神经炎等。③维生素 B_{12}、叶酸及铁吸收不良可引起贫血；钾离子补充不足可加重无力、软弱、生理性少尿、夜尿增多等。

继发性吸收不良综合征除上述吸收不良表现外，还具有原发病表现。

五、辅助检查

（一）粪脂肪检查

1. 苏丹Ⅲ染色镜检

正常时粪中不出现脂肪滴，如＞10滴/高倍视野，示脂肪吸收不良。

2. 粪脂定量

正常＜6g/24h，＞6g/24h可诊断吸收不良综合征。

每天摄入含脂肪试验餐。脂肪量每天70g以上，连续6d，收集后72h（第4～6d）粪便测定脂肪含量，计算吸收率：脂肪吸收率=摄入脂肪（后3d）-粪脂（后3d）/（摄入脂肪）×100%。≥95%为正常值，≤95%为脂肪吸收障碍。

（二）D-木糖吸收试验

D-木糖（D-xylose）为一种戊糖，口服后不经消化酶分解直接经空肠黏膜吸收，不在体内代谢，从肾排出。如肾功能正常，测定尿内D-木糖排出量可反映小肠吸收功能。方法为空腹口服D-木糖5g，收集5h尿，测定尿中D-木糖。正常值：＞112g（25%），110～112g为可疑，＜110g（20%）为异常。

（三）维生素 B_{12} 吸收试验

反映回肠吸收功能，先注射维生素 B_{12} 1000μg，使体内饱和，口服标记

^{60}Co 维生素 B_{12} 2μg，收集 48h 尿，测定 ^{60}Co 量。正常值：苯替酪胺 8% ~ 10%，2% ~ 7% 为中度吸收不良，< 2% 重度吸收不良。多用于检查小肠细菌过度生长。

（四）苯替酪胺试验

苯替酪胺口服后，在小肠经糜蛋白酸酶分解，游离的对氨苯甲酸易被小肠吸收，经肾排出，收集 6h 尿测定其排出量，可反映胰腺外分泌功能，正常值：55% ~ 75%。

（五）X 线钡餐检查

可了解小肠分泌与运动功能及有关病变，如肠管扩张、狭窄、黏膜皱襞改变、憩室、瘘管等。

（六）小肠黏膜活检

可通过空肠镜检查或小肠黏膜活检器钳取空肠黏膜活组织检查，也可通过结肠镜逆行插入回肠末端取回肠黏膜组织检查，诊断价值很大。根据临床表现可疑吸收不良综合征者，先作粪便脂肪及 X 线钡餐造影检查，确定吸收不良存在，进一步检查寻找吸收不良的病因，制订治疗计划，观察疗效和验证诊断。

六、治疗

诊断明确者针对病因治疗，诊断不明确者积极进行对症治疗。补充各种营养物质，纠正水电解质及酸碱平衡的紊乱，怀疑感染者可给予抗生素治疗。

（一）饮食治疗

饮食治疗对成人乳糜泻不仅有明显的疗效，而且具有重要的诊断价值。绝大多数病人经去麦胶食物治疗后可收到良好效果，这是其他吸收不良综合征病人中所没有的，少数病人需 6 ~ 12 个月的治疗方能奏效。去麦胶饮食也适用于治疗小儿乳糜泻，在腹泻或脂肪泻发生期，进食脂肪量应 < 40g/d。

（二）营养疗法

对本综合征应积极给予营养支持治疗，包括高蛋白、高能量饮食和静脉内高营养疗法如人体白蛋白、血浆、复方氨基酸等。针对性补充各种维生素，包括维生素 A、B 族维生素、维生素 C、维生素 D、维生素 K 和叶酸，一般均以注射给药为宜，而且剂量要大。

（三）水电解质补充

对重症腹泻病例补充水电解质甚为重要，如补钾、钠、氯、钙等。有缺铁性贫血者应肌注补充铁剂，如山梨醇铁或右旋糖酐铁。

（四）抗生素的应用

应用抗生素治疗热带口炎性腹泻疗效显著，此点不同于成人或小儿乳糜泻，宜用广谱抗生素如四环素、氨苄西林、卡那霉素及林可霉素。有学者推荐四环素 1g/d 口服与叶酸 10mg/d 联合治疗，可获奇效。临床症状迅速缓解，腹泻与口炎消失，食欲改善，体重增加，疗程为 6 个月或更长。另外，肠道感染与细菌过度繁殖所致的小肠吸收不良、Whipple 病，应用以上抗生素治疗亦有较好疗效，抗生素治疗为其主要疗法。

（五）激素应用

激素治疗重症成人乳糜泻病例有惊人的疗效，能改善小肠吸收功能，缓解临床症状。

（六）其他

腹泻频繁者可给解痉剂或氯帕胺以减少腹泻次数；调整饮食，静脉补充营养、蛋白质、各种维生素、电解质，如静脉滴注脂肪乳、白蛋白等，必要时输血浆或全血。

第二节　蛋白丢失性肠病

蛋白丢失性肠病（protein losing enteropathy syndrome，PLE）最早于 1949 年由 Albright 等用核素标记技术证实了蛋白质从胃肠道丢失，从而确定了本病的本质，也创立了本病研究的基本方法。1969 年 Waldman 等描述了胃肠道在血浆蛋白代谢中的作用，对本病的发病机制有了更全面深入的认识。PLE 指各种病因引起的蛋白质特别是血浆蛋白经肠道黏膜向肠腔内异常大量排出，随粪便丢失，导致低蛋白血症的一种疾病。其缺乏特异性临床表现，低蛋白血症和水肿是 PLE 最常见、最显著的体征。

一、病因学

引起蛋白丢失性肠病的基础疾病包括众多消化道本身的疾病和其他系统疾病。造成蛋白从肠道丢失的疾病可分为以下几类：①肠道黏膜破损，血浆蛋白直接漏入肠道，如克罗恩病、溃疡性结肠炎、恶性肿瘤或其他炎症以及溃疡病变等。②肠道黏膜完整，但对蛋白质的通透性增加，如系统性红斑狼疮、嗜酸性胃肠炎、过敏性疾病、伴有毛细血管扩张的结肠息肉病、胃肠道黏膜代谢障碍等。③肠道淋巴管阻塞，如小肠淋巴管扩张症、肠系膜淋巴结结核、小肠淋巴瘤等直接累及淋巴管，或缩窄性心包炎、充血性心力衰竭等引起静脉回流障碍，间接造成肠道淋巴管内的压力增高。④有些疾病引起蛋白丢失性肠病的机制尚不完全清楚，有些疾病可能通过上述一种以上的机制导致肠道蛋白丢失，例如克罗恩病、小肠淋巴瘤、腹部结核等，它既可以破坏肠道黏膜的完整性，还可以造成肠道淋巴管的阻塞。

二、病理生理学

低蛋白质血症可有以下 4 种病理生理学改变。①获得性蛋白质合成减少。②先天性蛋白质合成减少。③蛋白质分解代谢增高。④从尿和粪中丧失过多的蛋白质。

胃肠黏膜糜烂或溃疡导致蛋白渗出或漏出。黏膜细胞损伤或缺失，细胞间紧密连接增宽，导致黏膜通透性增加，血浆蛋白漏入肠腔。肠淋巴管阻塞，肠间质压力升高，使富含蛋白质的肠间质不但不能保持在间质中或被吸收入血液循环，反而使其溢出，进入肠腔而丢失。肠道炎症引起蛋白丢失性胃肠病的机制还不清楚，可能是由于炎症区细胞外液和炎性液体渗出所致。在正常情况下，漏入胃肠道的血浆蛋白量不多，估计这些蛋白质不到血液循环白蛋白的 6%，只相当于这些血浆蛋白每天分解率的 10% ~ 20%，其中90% 以上被消化后又重新吸收，因此，胃肠道的分解代谢在血浆蛋白总的分解代谢中并不占重要地位。

在蛋白丢失性胃肠病时，血浆蛋白质从胃肠道的丢失远越过正常丧失量。每天蛋白质在胃肠道的降解率可高达循环血浆蛋白质总量的 40% ~ 60%。蛋白质丢失性胃肠病时蛋白质从胃肠道丢失与蛋白质的分子量无关。血浆蛋白大量漏入胃肠道，致使血浆蛋白质半衰期缩短、周转率加快。有研究表明，本病时由于血浆蛋白质无论其分子大小均从胃肠道黏膜漏出，因而合成率越慢和（或）半衰期越长的血浆蛋白下降越明显。白蛋白和 IgG 的半衰期较长，即使机体进行代偿性合成，其能力有限，肝脏合成白蛋白的速率最多能提高 1 倍，而 IgG 等免疫球蛋白的合成还不受血浆浓度降低的刺激，所以白蛋白和 IgG 的血浆浓度在本病时下降程度最重，使得本病病人常伴有低白蛋白血症。周转率快、半衰期短的血浆蛋白，如转铁蛋白、铜蓝蛋白、IgM 等不易受到影响，本病时仅轻度降低。而纤维蛋白原半衰期最短、合成速率最快，故血浆浓度一般正常。丢失入胃肠腔的蛋白质在肠腔内被分解成氨基酸、肽而被再吸收入血液循环，作为机体的氮源，如果丢失入胃肠道的蛋白质量较多、进入肠道的速度较快或肠蠕动较快，则有大量的蛋白从肠道排出。因肠淋巴管阻塞而致蛋白质从肠道丢失者，可同时有淋巴细胞从肠道丢失而致血淋巴细胞减少。此外，其他血浆成分如铜、钙、铁、脂质等也可从胃肠道丢失。

三、临床表现

（一）原发病的临床表现

因原发病的临床症状和体征而各不相同。

（二）低蛋白血症

血浆白蛋白、γ球蛋白（IgG、IgM、IgA，但常常无IgE）、人纤维蛋白原、转铁蛋白、脂蛋白、血清铜蓝蛋白的减少。

（三）下肢水肿

由于血浆蛋白质特别是白蛋白的丢失，引起胶体渗透压降低和继发性醛固酮增多，造成钠和水的潴留，故病人可出现全身水肿，下肢尤为明显。此外可有胸腔积液、腹水、体重减轻、贫血等，儿童则可有发育障碍。

（四）消化道临床症状

脂肪和（或）糖类吸收不良，可引起腹泻、脂溶性维生素缺乏的临床表现。可有食欲减退、恶心、呕吐、腹泻和腹痛等。钙的丧失可诱发手足搐搦。

（五）免疫功能降低

淋巴管阻塞、淋巴细胞减少症可使病人的细胞免疫功能降低。小肠淋巴管扩张症常有免疫球蛋白丧失，细胞免疫异常，植物血凝素的淋巴细胞返祖现象亦减弱，因此易发生肺部感染。

四、辅助检查

（一）粪便 51Cr– 氯化琥珀胆碱

过去蛋白丢失性胃肠病的诊断，依赖于测定血管内注射的放射性大分子的粪便丢失（收集粪便测定同位素排出率），来确定蛋白丢失性胃肠病的诊断。虽然这项检查较精确，但这些实验有放射性活性的暴露并且烦琐、昂贵和不方便，因此不适用于儿童的常规临床检查（目前较少应用）。

（二）粪便 α1– 抗胰蛋白酶清除率测定

α1– 抗胰蛋白酶为肝脏合成的一种糖蛋白，人类丝氨酸激酶的主要抑制剂，这种蛋白质分子量与白蛋白分子量相似，并且具有总血清蛋白质的5%，由于它的抗蛋白水解酶的活性，α1-抗胰蛋白酶很少被肠道激酶消化，可以反映肠道蛋白排出情况。α1-抗胰蛋白酶诊断肠道蛋白质丢失的敏感性为58%，特异性为80%。对诊断蛋白质从胃肠道丢失具有较大意义，但其检测方法复杂，临床上难以普及。

（三）^{99m}Tc 标记人血白蛋白基础疾病的诊断

人血白蛋白是人体血液的天然成分，能在血液中稳定存在且不对生物体造成伤害，经 ^{99m}Tc (technetium 99) 标记后注入血管，可通过体外探测放射性随血液流动的规律获得宝贵的血流信息，从而对疾病做出诊断。

（四）X 线钡餐造影

胃肠道 X 线钡餐造影检查对鉴别诊断有重要意义，特别是以下特征：①胃肠黏膜巨大肥厚（见于肥厚性分泌性胃病）。②吸收不良的 X 线征（肠腔扩张、雪花样或羽毛样钡剂沉着，钡剂呈分节状分布，见于各种伴有吸收不良的蛋白质丢失性胃肠疾病）。③小肠黏膜皱襞普遍增厚（淋巴瘤、克罗恩病、原发性肠淋巴管扩张症或继发性肠淋巴管阻塞）。④小肠黏膜呈结节样改变后指压征（淋巴瘤、克罗恩病）。腹部 CT 扫描有助于发现肠系膜淋巴结肿大等。

（五）空肠黏膜活检

多块空肠黏膜活检对淋巴瘤、乳糜泻、嗜酸性胃肠炎、胶原性胃肠炎、肠淋巴管扩张症、Whipple 病等诊断有意义。

（六）淋巴管造影

经足淋巴管造影对鉴别先天性或继发性肠淋巴管扩张有很大帮助。前者可见周围淋巴管发育不良和胸导管病变，造影剂滞留于腹膜后淋巴结，但肠系膜淋巴系统不充盈；后者造影剂可反流至扩张的肠系膜淋巴管，并溢出至肠腔或腹膜腔。

（七）腹水检查

有腹水者可作诊断性穿刺，查腹水细胞、蛋白质、乳糜微粒、酶、恶性细胞等。

五、诊断与鉴别诊断

综合上述分析结果，支持 PLE 的诊断要点如下：①有临床症状尤其是上消化道临床症状，如腹泻、腹痛、腹胀和（或）全身症状，如水肿、消瘦。②实验室检查有低蛋白血症。③证实蛋白从胃肠道丢失，如 ^{99m}Tc 标记人血白蛋白（^{99m}Tc–HSA）核素显像、粪 α1– 抗胰蛋白酶。④病因的检测依赖于影像学或内镜、手术及病理。

本病需与下列疾病相鉴别：

1. 肝硬化失代偿期

有肝病史，肝脏缩小、脾大等门静脉高压的临床表现及肝功能异常等。这些肝硬化的特点有助于与其鉴别。

2. 肾病综合征

肾病综合征有大量的血浆蛋白（特别是白蛋白）从尿中丢失，尿蛋白排出率＞ 3.5g/d，以白蛋白为主。血浆胆固醇增高，伴三酸甘油及低密度脂蛋白浓度增高。尿化验有红细胞、颗粒管型。还可有肾功能损害和高血压的表现。

3. 血浆蛋白消耗过多性疾病

长期发热、甲状腺功能亢进、恶性肿瘤、糖尿病等，可引起消耗过多性低蛋白血症。但各有其相应疾病的病史及临床特点，有特异的实验室等辅助检查异常。找不到血浆蛋白从胃肠道过多丢失的证据。蛋白质消化吸收不良主要见于胃大部分切除术、慢性胰腺炎及某些小肠吸收不良疾病。粪便中蛋白质及其不完全分解产物增多，常伴粪脂含量增高。胰外分泌功能试验和相应的小肠吸收功能试验有异常，找不到血浆蛋白从胃肠道黏膜过多丢失的证据。但要注意的是，有些引起蛋白质吸收不良的疾病也可引起蛋白丢失性胃肠病，故不排除二者可同时或先后存在的可能性。

4. 先天性低白蛋白血症

在儿童期就有明显的低白蛋白血症，人血白蛋白常＜ 10g/L，红细胞沉降率很快，血清胆固醇很高，球蛋白正常或增高。有时还需与长期透析，多次大量抽胸腔积液、腹水，蛋白质摄入不足，大出血，大面积烧伤等导致低蛋白血症的情况鉴别。根据特有的病史，临床表现及找不到血浆蛋白从胃肠道丢失的依据而得到鉴别。

六、相关疾病

（一）小肠淋巴管扩张症

小肠淋巴管扩张症是蛋白丢失性肠病的代表性疾病，早期关于蛋白丢失性肠病的研究就是通过本病进行的。本病分为原发性和继发性。原发性小肠淋巴管扩张症属先天性淋巴管发育异常性疾病，而继发性小肠淋巴管扩张症是由于腹腔结核、充血性心力衰竭、缩窄性心包炎、腹膜后肿瘤、系统性硬化、腹膜后纤维化、腹部或胸部手术及外伤后、腹腔炎症等直接或间接阻塞淋巴管所致。

由于小肠黏膜乳糜管的扩张、破裂导致大量淋巴液从肠道丢失，使本病具备独特的临床特征，即同时存在明显的低蛋白血症和外周血淋巴细胞减少。本病除可有蛋白丢失性肠病的一般临床表现外，根据淋巴管阻塞的部位不同，可以出现乳糜性腹水或乳糜性胸腔积液。如果出现以上特征性临床表现，应积极行有关淋巴管疾病方面的检查，包括淋巴管造影和核素淋巴管显像，淋巴管造影结合 CT 检查可使诊断准确率明显提高。内镜检查是诊断小肠淋巴管扩张症的重要手段，尤其是胶囊内镜和小肠镜的广泛应用使本病的诊断率大大提高。黏膜活检病理发现小肠绒毛内有扩张的淋巴管可以确诊本病。有关本病的治疗，首先应积极处理基础疾病，如肿瘤的切除、心力衰竭的纠正等。如果基础病因无法纠正，在条件允许的情况下，可以通过手术（如淋巴－静脉分流术）降低淋巴管的压力。如以上均无法达到，可以用 MCT 饮食对症治疗。

（二）系统性红斑狼疮

系统性红斑狼疮（systemic lupus erythematosus，SLE）是一种常见的自身免疫病，可以累及全身各个系统和器官，尤其是肾脏、肺脏和中枢神经系统，消化道也是 SLE 的常见累及部位。有关 SLE 引起假性肠梗阻的报道较多，而有关 SLE 引起蛋白丢失性肠病的报道相对较少，并被认为是 SLE 的罕见临床表现。我们在实际工作中发现，SLE 消化道受累时出现明显低蛋白血症者并不少见。有作者对 26 例蛋白丢失性肠病病人对 ^{99m}Tc 标记人血白蛋白核素显像的方法进行评价研究，有 13 例为 SLE。因此，在临床上可能存在对 SLE 合并蛋白丢失性肠病低估的情况，一个可能的原因是 SLE 通常累及肾脏，而蛋白尿的出现可以解释低蛋白血症，从而忽略了同时存在的蛋白丢失性肠病。但是，经肠道的蛋白丢失与分子大小无关，而经肾脏漏出的主要是小分子蛋白。应当强调在 SLE 病人出现胃肠道临床症状并有明显低蛋白血症时，需做有关肠道蛋白丢失方面的检查，以做出全面的诊断。

（三）Fontan 术后

Fontan 手术于 1971 年由 Fontan 等首次应用并因此命名，之后经历了不断的改良和完善，它是一种对多种复杂先天性心脏畸形的矫正手术。这种手术的应用使这类先天性心脏病病人的预后明显改善，70% ~ 80% 的病人可存活至成年，但随着生存期的延长，病人会出现各种远期并发症，包括心律失常、心衰、血栓以及蛋白丢失性肠病。蛋白丢失性肠病作为一种消化系统并发症出现于心脏手术后应引起消化科医师关注。Fontan 术后蛋白丢失性肠病的发生率为 4% ~ 24%，出现蛋白丢失性肠病后，病人的 5 年存活率降至50% 以下。Fontan 术后蛋白丢失性肠病的发生机制尚不清楚，可能有多种因素参与，不能单纯以血液回流障碍导致淋巴回流障碍（如缩窄性心包炎和充血性心力衰竭）解释，因为其发病时间平均在术后 2.7 年，约 1/3 病人在术后 5 年之后发病，基本不在术后立即发生，而且降低静脉压力和心脏负荷的措施不能明显改善蛋白的丢失。

七、治疗

蛋白丢失性胃肠病是一种临床综合征，以病因治疗为主，应根据不同的病因，采用各种有效的治疗措施。对症治疗包括低盐饮食、利尿药等，静注人血白蛋白仅有暂时的效果。

（一）病因治疗

明确病因，针对原发病进行治疗。只有彻底治愈引起蛋白质丢失性胃肠病的病因，本病才有可能治愈，一旦病因明确，即应给予相应治疗。应特别指出，引起本病的一些病因需手术治疗才能治愈，如恶性肿瘤、缩窄性心包炎、巨大肥厚性胃炎等，可行手术切除扩张的肠系膜淋巴管以消除原发病症。只有在病因尚未明了，或对病因不能采取有效治疗时，才能采用对症支持治疗。

（二）对症支持治疗

1. 鼓励高蛋白、要素饮食

因低蛋白血症而导致水肿或浆膜腔积液者，可适当选用利尿药，补充人血白蛋白，在补充白蛋白之前要注意给予足够的能量，以防白蛋白以热量形式燃烧掉。

2. 饮食

应给予高蛋白高热量饮食，对于高度水肿者应给予限盐饮食；对于淋巴管阻塞性疾病病人，饮食给予低脂或中链三酰甘油（MCT）治疗，以降低肠道淋巴管的负荷。

3. 利尿药

可联合应用保钾与排钾利尿药，如螺内酯和噻嗪类药物，必要时可用呋塞米类强利尿药，以减轻水肿和减少腹水。

4. 纠正低蛋白血症

前已述及，静注人血白蛋白仅有暂时效果，一般不主张仅靠输注人血白蛋白来纠正低蛋白血症，而宜通过病因治疗和饮食调节来提高血浆蛋白质浓度。

5. 有感染者应用抗生素

维生素缺乏者补充维生素，有抽搐者应补充钙、镁等。对一些免疫变态反应性疾病，可用免疫抑制剂或类固醇激素。

（三）手术治疗

肠道恶性肿瘤，应采用抗癌剂或手术切除，局限性蛋白质丢失性胃肠病可做病变局部切除手术。如淋巴管扩张只限于一段小肠者，可做小肠部分切除术。

八、预防与预后

（一）预防

针对蛋白质丢失性胃肠病的病因性疾病进行有效的治疗，是预防的关键。

（二）预后

国内约半数以上的病人接受对症支持治疗，其中 67.9% 获临床缓解。PLE 随病程迁延，但总体预后相对较好。确定蛋白丢失性胃肠病的病因，采用适当的外科、药物和（或）饮食干预，可部分或完全减轻这些病人的低蛋白血症、水肿和其他临床症状。恶性肿瘤所致者预后不良。儿童病人诊治不及时引起生长发育障碍，甚至死亡。个别成人病人可因诊治不及时而死于严重的营养不良和继发感染。

第三节　小肠菌群紊乱

虽然人体菌群大部分位于结肠，但小肠中也存在大量微生物，即小肠菌群。小肠菌群如果发生紊乱，也会像结肠菌群紊乱一样导致各种疾病的发生。本节将讨论小肠菌群紊乱。

一、正常小肠菌群分布特征

小肠包括十二指肠、空肠以及回肠。十二指肠是位于胃与空肠之间的腔道，是小肠最短的部分，平均 26cm 长，其表面没有像胃那样厚厚的黏液层，因此不能耐受食糜的低 pH。肝脏和胰腺分泌到十二指肠的碳酸氢盐可中和来自胃的低 pH 食糜，使十二指肠 pH 在 5 ～ 6 之间。小肠这一段的细菌密度达到每毫升 10^1 ～ 10^3 菌落形成单位（colony forming units，CFU），以革兰阳性球菌和杆菌为主。空肠长约 2.5m，pH7 ～ 8（弱碱性），其特征是拥有最多的杯状细胞，这些细胞的主要功能是分泌黏液以对抗 pH、应力和微生物，其细菌密度为 10^4 ～ 10^7CFU/mL，包括各种微生物，如粪肠球菌、乳酸杆菌、非白喉棒状杆菌和白色念珠菌等。回肠是小肠的最后一段，长约 3m，pH7 ～ 8，细菌密度也为 10^4 ～ 10^7CFU/mL，有类似结肠的肠道菌群，以厌氧菌占优势，如拟杆菌、双歧杆菌、真菌、乳酸菌、梭状芽孢杆菌。回肠含丰富的集合淋巴小结，后者作为免疫系统的主要组成部分，能够抵御外来微生物入侵。在回肠末端及回盲瓣处，受到结肠倒灌"污染"的影响，这里除了厌氧菌及乳酸杆菌外，拟杆菌和大肠菌群也是占主导地位的细菌。

二、正常小肠菌群的功能

（一）保护作用

正常小肠菌群能够通过空间占位保护宿主，以防止病原体入侵定植，这具体表现在以下 3 方面：①正常小肠菌群能够维护小肠黏膜及其免疫系统。②正常小肠菌群通过竞争营养，使病原体在小肠存活困难。③正常小肠菌群能够产生抗菌物质，从而杀灭病原菌。

（二）维护小肠重要结构

小肠正常菌群是小肠黏膜屏障的重要组成部分。一般认为小肠功能的正常发挥依赖于肠黏膜的屏障功能，小肠黏膜的屏障功能包括机械屏障、物理屏障、化学屏障、免疫屏障以及微生态屏障，这五大屏障功能互补，相互渗透以及相互促进。其中小肠正常菌群屏障即微生态屏障不能缺失，在防止潜在致病菌"污染"和维持小肠黏膜屏障功能方面具有重要作用。例如，小肠正常菌群对小肠免疫系统起到关键性作用；反之，肠黏膜免疫系统通常对已发生变化的肠道菌群不能耐受。

（三）维护小肠正常代谢功能

小肠正常菌群可代谢宿主膳食的致癌物质，还能合成多种维生素，如维生素 K、生物素和叶酸，为宿主机体所利用，在维护小肠平滑肌的正常活动中也发挥重要作用，如果没有小肠正常菌群，小肠平滑肌活动将减弱甚至消失。动物实验也显示，不同的肠道菌种对肠道运动的影响不同，如益生菌乳酸杆菌和双歧杆菌能促进移行性复合运动，而大肠埃希菌对其有抑制作用。

三、小肠菌群紊乱相关疾病

尽管人体可以通过释放特有的酶类物质调节小肠菌群，使小肠菌群维持在正常水平，但仍有多种体内外因素干扰乃至破坏小肠正常菌群，导致人体小肠菌群紊乱引发疾病。小肠菌群紊乱引发的疾病表现在两个方面：一是特定病原菌引发的疾病，如幽门螺杆菌感染、沙门菌感染等；二是小肠菌群的种类和数量发生变化，这种变化超出合理范围最终引发疾病，如正常小肠菌群中的部分细菌具有潜在致病性，可产生毒素等有害物质，引起炎症反应等病变。小肠益生菌与有害菌之间的动态平衡极易被打破，许多病理因素和治疗干预均可破坏小肠微生态系统，导致小肠菌群比例、数量、种类、位置发生改变，引起小肠菌群紊乱、致病菌过度生长。这类疾病包括小肠污染综合征、小肠克罗恩病、肠易激综合征、热带口炎性腹泻等。

由于热带口炎性腹泻充分体现了小肠菌群紊乱原因的复杂性及治疗的艰难性，因此，本节重点讨论热带口炎性腹泻。

热带口炎性腹泻至今尚无确切的定义，有些临床学家把它定义为"生活在热带地区的人所患的两个或多个物质吸收不良"。其典型临床症状通常包括腹泻，以及由于叶酸和维生素 B_{12} 吸收不良导致的巨红细胞性贫血。在这种疾病的早期阶段，回肠和空肠由于受到木糖、葡萄糖、脂肪、维生素 B_{12} 和叶酸吸收不良的影响，在四个月后出现小肠绒毛萎缩，具体表现为小肠绒毛变形不规则、粗大或变平，或呈舌形、脊状或扁平、卷曲状。空肠黏膜活检有腺窝变长，腺窝细胞核肥大，嗜银细胞增多，上皮细胞呈方形或扁平形，杯状细胞减少。上皮细胞酶活力减低。电镜下可见微绒毛不规则，成团分叉多，微粒体和线粒体均有增加。由于小肠绒毛是营养物质吸收的主要部分，因此小肠绒毛的萎缩进一步加重了病人小肠吸收功能障碍。该病确切病因未明，但可以肯定的是它由严重的小肠感染所引起。研究表明，许多到印度旅行的热带口炎性腹泻病人空肠中存在大量大肠中存在的细菌，即大肠型细菌。印度的一项研究显示，33名热带口炎性腹泻病人中，29名小肠中存在大肠型细菌。动物实验表明，肠杆菌定植于小肠可引起小肠黏膜绒毛结构的变化。这在兔空肠内进行的实验中得到证实，类似的在兔空肠内进行的另一项实验表明，克雷伯肺炎杆菌能够定居空肠，减少木糖吸收，同时缩短和钝化绒毛，抑制吸收。其他菌株如阴沟肠杆菌也出现了类似结果。

尽管都在印度发病，但本土人及来印度旅行的欧洲人，其小肠菌群紊乱存在差异。欧洲人在小肠中发现粪产碱杆菌、产气肠杆菌和哈夫尼菌种，而本土人则小肠内却存在肺炎克雷白杆菌、大肠埃希菌和阴沟大肠埃希菌，这表明不同人种的小肠菌群及其紊乱存在差异。另外，尽管热带口炎性腹泻主要流行于热带地区，但不是所有的这些地区都发生热带口炎性腹泻，这可能是由于该地区居民的饮食差异所致。研究发现长链不饱和脂肪酸的摄入量与饮食结构有关，饮食结构又与小肠菌群有关。已有文献显示，饮食结构的变化会影响小肠菌群，如长期饮酒后常出现腹泻、腹胀、营养不良等。目前认为对糖、脂肪和蛋白质等营养物质消化吸收障碍与小肠菌群变化关系密切。

唐承薇等探讨了慢性饮酒后大鼠小肠菌群及菌量的改变，32只Wistar大鼠随机分为对照组、慢性乙醇组、慢性乙醇恢复组和急性乙醇组（每组8只），经实验处理后，行小肠黏膜细菌分离培养，计数分析小肠菌群及其数量的变化。结果显示，慢性乙醇组大鼠小肠需氧菌总数较对照组增加约10倍，其中以肠球菌和链球菌、表皮葡萄球菌增加为主，乳酸杆菌绝对值减少，与需氧菌的比例下降38%；慢性乙醇恢复组乳酸杆菌数量较慢性乙醇组增加数千倍，与需氧菌的比例显著回升至对照组水平；慢性和急性乙醇组小肠绒毛出血、糜烂、倒伏等改变，但慢性乙醇组病变较轻，戒酒后病变恢复。结果表明，长期饮酒导致小肠需氧菌过生长和乳酸杆菌减少，这增强了小肠细菌的致病性，这充分说明饮食对于小肠菌群的影响。

另外，人体生理功能的改变也会影响小肠菌群。江艺等研究了胆道梗阻对小肠菌群的影响，以犬制作胆道梗阻模型，观察梗阻后不同时相犬十二指肠和回盲部需氧菌与厌氧菌的变化，并对其肠壁进行组织学与超微结构观察，以探讨胆道梗阻对小肠菌群的影响和小肠菌群在胆道感染等内源性感染中的作用。结果显示，随着犬胆道梗阻时间的延长，小肠菌群发生不同程度的变化，表现为细菌的轻度增殖，定植菌种数增多，下段小肠细菌（主要是大肠埃希菌）移位到十二指肠，使十二指肠内总需氧菌和大肠埃希菌的定植率明显增高；回肠黏膜充血水肿、炎细胞浸润、上皮绒毛减少破坏等病理改变。由此表明，胆道梗阻时小肠菌群失调，肠黏膜屏障的破坏可能与胆道梗阻时胆道感染发生率高有密切关系。

热带口炎性腹泻的规范治疗是四环素和叶酸连续使用至少 6 个月。通过治疗能够修复小肠黏膜结构，消除吸收不良，病人食欲改善和体重增加。如合并有维生素 B_{12} 吸收不良，应补充维生素 B_{12}。该病虽可治愈，但如继续在流行地区，可能会复发。如果不予治疗，病人可因极度营养不良而至死亡。可见，小肠菌群紊乱治疗难度大、疗程长，如不及时治疗，严重者可导致死亡。

有文献报告，采用微生态制剂联合抗生素及其他药物预防和治疗热带口炎性腹泻。微生态制剂是用正常活的微生物成员及其代谢产物和微生物生长促进物质制成的制剂，按不同属性分为 3 类：益生菌、益生元及合生元。益生菌是生理活性细菌，能通过胃肠，定植于肠道并在肠道繁殖，调整肠道菌群，维护肠道功能的微生物。益生元是指人体不消化或难消化的成分，这些成分可选择性刺激肠道生理活性细菌的生长和活性，从而有利于宿主正常肠道功能的发挥。合生元又被称为合生素，是将益生菌与益生元同时合并应用的一类制品，它既可发挥益生菌的生理细菌活性，又可选择性地增加这种菌的数量，使益生作用更显著。微生态制剂可通过改变肠道定植菌群的种类，直接或间接增强肠道屏障功能，特别是益生菌菌群对免疫系统的稳态维持，可促进健康免疫，抑制过度炎症反应，可预防或治疗热带口炎性腹泻。具体而言，微生态制剂防治热带口炎性腹泻病人的机制可能与益生菌产生的化学物质、肠道占位性保护作用、争夺营养、释放免疫刺激因子等有关。还有研究发现，厌氧芽孢杆菌、双歧杆菌和乳酸杆菌可促进小肠规律的峰电位从而缩短 MMC 周期，加速小肠收缩及运动，从而促进污染细菌从小肠的排空。尽管微生态制剂预防和治疗热带口炎性腹泻有成效，但仍存在以下问题：如何与抗生素联合应用；微生态制剂种类的选择标准、剂量和疗程尚无法确定；益生菌在肠道内的长期定植问题；微生态制剂的远期疗效问题等。

蒙脱石散，可用于治疗小肠菌群紊乱：①蒙脱石散含双八面体蒙脱石微粉，具有层状结构及非均匀性电荷分布，具有极高的定位能力。口服后，药物可均匀地覆盖于整个肠腔表面，并维持 6h 之久。其可吸附多种病原体，将其固定在肠腔表面，而后随肠蠕动排出体外，从而避免肠细胞被病原体损伤，对大肠埃希菌毒素、金黄色葡萄球菌毒素和霍乱毒素也有吸附作用，以恢复肠蠕动的正常节律，维护肠道的输送和吸收功能。②蒙脱石散可减慢肠细胞转变速度，促进肠细胞的吸收功能，减少其分泌，并可通过和肠黏液分子间的相互作用，增加黏液凝胶的内聚力、黏膜弹性和存在时间，从而增强黏液屏障，保护肠细胞顶端和细胞间桥免受损坏。③蒙脱石散可吸收和固定厌氧菌、大肠埃希菌、类杆菌等病原菌，平衡寄生菌，提高免疫球蛋白 A（IgA）的抗攻击能力。

四、小肠菌群相关研究进展

（一）小肠菌群调控小肠细胞的增殖与凋亡的新进展

已有研究表明，对于无细菌生长的实验猪接种不同类型的细菌后，小肠经历形态学改变，包括腺体深度和绒毛高度的变化。国外学者就其机制进行了研究，他们将 16 只无菌仔猪分成 4 个组：无菌组、接种发酵乳杆菌组、接种大肠埃希菌组和接种母猪粪组。14d 后收集仔猪的小肠组织与肠黏膜上皮细胞用于组织学、基因表达和蛋白质分析。定量 PCR 技术用来测定细胞核增殖抗原、肿瘤坏死因子 α（TNFd）、Fas 配体（FasL）、CD3 ε、半胱氨酸蛋白酶 3（casp3）、Toll 样受体（TLR）2、4 和 9。结果显示，接种大肠埃希菌组或接种母猪粪组，通过刺激 FasL 和 TNFd 的表达增加细胞凋亡和增加细胞增殖，TLR2 明显增加，表明 TLR2 也参与了这一过程。这项研究提示，小肠菌群中各种细菌功能的复杂性，小肠黏膜屏障的维护可能是由共生细菌共同完成的，而不是由传统意义上的益生菌来完成的。

（二）共生菌也可能促进病原菌对肠上皮的侵袭

来自哈佛大学的研究发现，在小肠定植的有益菌可帮助伤寒沙门菌入侵人体。定植在小肠中的有益细菌能够产生一种复合物使细胞表面蛋白重新分布，从而暴露伤寒沙门菌相关受体囊性纤维化跨膜传导（CFTR）蛋白，伤寒沙门菌通过与这一蛋白结合，侵入肠上皮细胞，致使人体发病。这一发现表明，在小肠内定植的所谓的有益细菌在某些情况下亦可能扮演"不光彩"的角色。上述事件充分说明了小肠菌群功能的复杂性。

（三）肠道微生物与 2 型糖尿病的宏基因组关联分析

2 型糖尿病（type 2 diabetes，T2D）是一种由遗传和环境因素共同引起的复杂内分泌疾病，曾有研究表明，T2D 可能与肠道菌群存在相关性，2012年，一项"肠道微生物与 2 型糖尿病的宏基因组关联分析"的研究支持了这论点。人体微生物组（human micro biome，HMB）研究是一种能够发现环境因素与疾病关系的新技术，HMB 是指寄居于人体内的数万亿种微生物的集合。人类的基因组与微生物的基因组一直有交流和沟通，因此这些微生物组的基因组，即所谓的宏基因组就好像是人类居住的另外一个环境，对人体的健康有影响。该研究在新一代鸟枪法深度测序技术的基础上，研发出一种新的宏基因组关联分析（metagenome-wide association study，MGWAS）方法，共鉴定出大约 6 万个与 T2D 相关的分子标记；然后又确定了这些基因标志物在粪便中的丰度，根据其相对丰度或者分类将 T2D 病人和非 T2D 病人体内的宏基因组模式加以归纳、提炼和分类汇总，从而建立起一个全新的概念：宏基因组关联群组（metagenomic linkage groups，MLG）。研究共得出了3 种不同的 MLG，其中 MLG1 为 T2D 病人特有的基因模式，MLG2 为病人和非病人无太大差别的基因模式，MLG3 则是非 T2D 病人特有的基因模式。通过分析，研究人员从物种组成上对 T2D 相关的微生物进行深入解读，发现有益菌群和有害菌群之间存在拮抗关系，这在梭菌的不同菌群间表现尤为明显。研究提示，如果人体内缺少了一种产丁酸盐细菌，就容易患上 T2D。研究者还发现，在 T2D 病人的结肠内机会致病菌增多以及微生物基因组中耐氧化压力基因增多的现象，这就会增加肠道内的炎症反应。该研究的意义不仅在于从物种、功能及生态群落上详尽阐述了肠道微生物与 T2D 的关联特征，而且还证实肠道微生物可以用来对 T2D 等疾病进行风险评估及监控。

（四）细菌在肠道"安居乐业"的秘密

拟杆菌属是人类微生物组最丰富的菌属之一，其包含几十个细菌物种。该菌属的细菌不同于其他肠道细菌，可以在实验室中进行培养，还可以进行遗传改造诱导特异突变。脆弱拟杆菌是拟杆菌属的代表菌株。美国加州大学 Sarkis Mazmanian 等以此菌作为研究对象，将脆弱拟杆菌移植到小鼠体内，并将相同菌种接种小鼠。结果令人惊讶，尽管已有脆弱拟杆菌在小鼠体内定植，但新导入的脆弱拟杆菌不能在肠道持续留存。研究人员认为肠道内特定的局部环境达到饱和后，脆弱拟杆菌将排除相同菌种占据该微环境，但其不会阻止其他密切相关菌种在肠道定植。之后，通过遗传筛查手段发现一组基因是脆弱拟杆菌菌种特异性定植的必要条件，并将其命名为共生定植因子（commensal colonization factors，CCF）。为了探索 CCF 系统是否参与调控细菌定植，研究人员给无菌小鼠结肠注入一种无 CCF 系统的突变菌，结果发现这些细菌无法定植。该研究确定了 CCF 系统是细菌定植和生长的一种机制。同时，在给予已有脆弱拟杆菌"饱和"定植的小鼠更多的脆弱拟杆菌时，由于"同种相斥"的原理，并不会引起脆弱拟杆菌"泛滥"及肠道菌群失衡。

（五）菌群失调与炎症性肠病的关系

2008 年发表在《自然》上的一项研究表明，由脆弱拟杆菌产生的脂多糖 A（PSA）能够防治小鼠的肠炎。在这项研究中，美国加利福尼亚理工学院的 Sarkis K.Mazmanian 等使用了一种实验用小鼠肠炎模型，其由致病 T 细胞转移到 SPF 级免疫缺陷小鼠体内，之后采用肝螺杆菌攻击小鼠。发现同时移植脆弱拟杆菌能保护小鼠免患肠炎；这些小鼠的肠道组织并没有出现炎症前期细胞因子水平的增加，同时动物的体重也没有下降。如果小鼠接种了不能产生 PSA 的脆弱拟杆菌异菌株，则没有这种保护作用，这表明 PSA 在抑制肠炎的作用中发挥了重要作用。PSA 的有益功效在随后的实验中进一步得到证实，口服纯净 PSA 几乎足以保护小鼠完全避免肠炎的发生。另外，通过使用三硝基苯磺酸诱导的肠炎模型中，同样支持 PSA 的保护功效，口服 PSA 防止了导致疾病的 T 辅助细胞增加和 TNF 水平的提高。研究者通过对 PSA 防治肠炎的机制研究发现，由 PSA 治疗的小鼠肠系膜淋巴结净化的

CD4⁺T 细胞有更高水平的编码抗炎细胞因子 IL-10 的 mRNA。这些结果显示，人类来自友好细菌的因子在维持人体与共生细菌的和睦关系中发挥着重要作用。

（六）人类肠道菌群图谱

法国农业科学研究院（INRA）利用 DNA 分析和生物信息方法绘制出了人类肠道菌群的图谱。丹麦一项对 292 人的肠道菌群进行遗传分析结果显示，有 1/4 的肠道菌群基因较平均水平少 40%，细菌数量也相应减少，这 1/4 者不仅肠道细菌数量减少，他们的细菌多样性也减少，且体内有更多可引起身体轻度炎症的细菌。肠道菌群不仅让机体的免疫系统发育成熟并变得强大，而且还与人体神经细胞和内分泌细胞相互作用，促进人体的各项功能发育；这项研究还证明，肠道菌群数量及多样性越少者越容易肥胖，从而增加 2 型糖尿病和心血管疾病的风险。是什么原因导致人体肠道菌群减少？法国国家健康与医学研究院（INSERM）的研究证实，通过至少 6 周的低脂饮食，肠道菌群数量和多样性减少的超重者在一定程度上丰富了肠道菌群。这说明饮食习惯的变化可以改变肠道菌群。现在大多学者已认识到了肠道菌群的重要性，肠道菌群已被视作像心脏和大脑一样重要的器官。

第四节　小肠污染综合征

小肠污染综合征（contaminated small bowel syndrome，CSBS）亦称为小肠细菌过度生长（small intestinal bacterial over growth）或盲肠综合征，是由于小肠内厌氧菌或其他菌群过度繁殖而表现为营养吸收不良、腹泻或腹胀的临床综合征。确定诊断有赖于证实吸收不良（大便脂肪定量，D- 木糖吸收试验，维生素 B_{12} 吸收试验）和小肠内菌群过度繁殖的存在。

一、病因学

健康者在上段小肠腔仅能培养到少量乳杆菌、肠球菌、革兰阳性需氧菌和兼性厌氧菌，其主要原因为运动和胃酸，具体包括。①经口摄入的细菌绝大多数在胃内被胃酸杀灭。②小肠移行性复合运动（MMC）不断将肠内容物推向结肠。③回盲瓣的抗结肠内容物反流作用能防止含菌量高的结肠内容物反流入小肠。④肠黏膜免疫屏障，如分泌的免疫球蛋白之强大灭菌功能。当上述机制出现问题时，小肠就可能出现细菌"污染"，表现为大肠埃希菌和厌氧菌的增多，厌氧菌释出胆酰脱酰胺酶，分解胆盐而使胶粒形成障碍，从而使脂肪和脂溶性维生素吸收不良；广泛细菌增殖时，消化糖类及厌氧菌摄入维生素 B_{12}，还可发生维生素 B_{12} 缺乏和糖类吸收不良。因此，能够造成细菌"污染"的异常情况均应引起重视，包括：

1. 小肠解剖结构异常

如 B－Ⅱ式胃术后盲襻形成、小肠憩室、手术后粘连、胃空肠结肠瘘、回盲瓣抗倒流作用因结核、克罗恩病（CD）等破坏或因手术切除而消失等。

2. 小肠动力障碍

研究发现特发性肠梗阻、糖尿病、硬皮病、甲状腺功能减退的病人可伴有肠道动力减弱甚或停滞，小肠转运速度、肠道食物推进速度减缓或停滞，细菌在小肠内停留时间过长，过度生长，而大量生长的细菌及其产物亦可作用于肠道，进一步使 MMC 强度减弱、餐后 MMC 延迟，形成恶性循环。

3. 低胃酸症

正常人胃内细菌量少，当胃酸缺乏使胃内 pH 升高时，胃酸杀灭细菌的能力减弱，细菌易位进入小肠，就可引起小肠细菌过度生长。低胃酸多见于萎缩性胃炎、胃大部切除术后、长期服用质子泵抑制剂等病人。早在 20 世纪 90 年代初，国内就有研究发现部分服用抑酸药物 H_2 受体阻滞剂或胃大部切除等低胃酸病人可出现小肠污染综合征，同时伴有 CSBS 临床症状，予庆大霉素 160 000U/d，连服 10d，小肠污染综合征及相关临床症状基本消除。

4. 免疫缺陷状态

免疫缺陷状态和肝脏、胰腺疾病免疫球蛋白对肠道细菌亦有抑制作用，IgA 为肠黏膜表面主要的免疫球蛋白，其分泌缺乏可导致肠道细菌过度增殖。对 IgA、丙种球蛋白、选择性 T 细胞缺失的免疫缺陷综合征病人研究发现，病人肠道渗透性增加，抑菌能力减弱，CSBS 是此类病人的共有特征。

另外，肝炎、肝硬化、非酒精性脂肪肝等病人胃肠神经、平滑肌、腺体的兴奋性发生改变，胃肠道的运动、分泌受到抑制，结肠内细菌上移并在小肠大量增殖，产生大量代谢产物和毒素，破坏正常肠黏膜屏障，导致黏膜组织损伤、绒毛结构减少、上皮细胞脱落；致使肠黏膜表面微环境发生改变、免疫防御机制受损，进一步加重小肠细菌"污染"。慢性胰腺炎或胰腺外分泌功能障碍病人，由于胰腺外分泌不足造成蛋白水解酶分泌减少，抑菌作用减弱，也可引起 CSBS 的发生。

二、临床表现

（一）主要临床表现

病人可以各种胃肠及肠外症候出现。脂肪和糖类明显吸收不良，常引起慢性腹泻、腹部痉挛性疼痛、胀气和体重减轻。脂肪泻表现为油性而有恶臭的大便，在便池中难以冲净。同时病人还可出现维生素和矿物质缺乏的临床表现。如铁、叶酸、维生素 B_{12} 缺乏可致贫血，严重者出现呼吸困难，如钙、镁、维生素 D 缺乏可致感觉异常、手足抽搐和骨痛。

（二）CSBS 与其他消化系疾病的关系

小肠细菌过度生长可产生大量有害代谢物质引起机体急慢性毒性反应，尤其是急性肠源性内毒素血症在急性胰腺炎（acute pancreatitis，AP）、肝硬化失代偿期、炎症性肠病（inflammatory bowel disease，IBD）、消化系肿瘤等疾病恶化过程中起着十分重要的作用。

1. CSBS 与 AP

AP 是消化系急危重症之一，约 20% 可进展为重症急性胰腺炎（severe acute pancreatitis，SAP），死亡率高达 10% ~ 30%。脓毒败血症是导致 SAP 病人后期死亡的最主要原因，多因肠道细菌易位引起，而小肠细菌"污染"是引起细菌易位的重要环节。国内关于肠内营养对重症急性胰腺炎病人小肠细菌过度生长抑制作用的临床研究显示，无论何时开始肠内营养（病后第 1 天或第 3 天），均对 CSBS 有抑制作用。由此推测，肠内营养可能通过促进小肠蠕动、增加肠道刺激以提高肠黏膜免疫功能，由此抑制 CSBS。

2. CSBS 与肝病

CSBS 与肝病关系密切，国内有关于慢性肝病病人发生 CSBS 及其与轻微肝性脑病（MHE）关系的研究，收集慢性肝病病人 41 例作为观察组，并选择同期健康者 41 例作为对照组，对比分析两组 CSBS 情况以及 MHE 情况。结果显示，观察组检出 15 例（36.6%）CSBS，显著高于对照组的 2 例（4.9%）；观察组有 16 例（39.0%）MHE，其中 11 例（68.8%）CSBS 合并 MHE，5 例（31.2%）MHE 无 CSBS，两者比较差异具有统计学意义（$P < 0.05$）；有 CSBS 者血氨值显著高于无 CSBS 者（$P < 0.05$）；慢性肝病病人的 CSBS 与 MHE 之间存在显著相关性（$P < 0.05$）。结论认为，慢性肝病病人发生 MHE 与 CSBS 有关，而血氨水平对于慢性肝病 CSBS 合并 MHE 者可能有促进作用。还有研究证明，肝硬化时伴 CSBS 病人血浆内毒素水平高于不伴 CSBS 病人，提示肝硬化伴 CSBS 是导致肝硬化病人出现内毒素血症的原因之一，并支持肝硬化内毒素血症主要是肠源性内毒素血症的观点。同时肝硬化病人血浆内毒素水平升高与血浆 IL-2、IL-6、TNF-α 水平升高相关，提示肝硬化病人内毒素血症可刺激机体产生多种细胞因子，进而加速肝功能衰竭及肝硬化并发症的发生发展。国外有研究发现，伴 CSBS 的慢性肝病病人血小板生长因子（PDGF）水平、内毒素水平以及血清肝纤维化指标较不伴 CSBS 者明显增高，且三者呈正相关，提示内毒素可刺激机体产生 PDGF，二者均参与了肝纤维化的进展。

3. CSBS 与消化道肿瘤

消化道肿瘤病人胃肠道的免疫力低下，肠道的微环境遭到破坏，小肠细菌过度生长甚至异位，出现食欲缺乏、腹胀、低热、腹泻、口臭、腹水、感染等临床症状，影响病人的进一步治疗，降低生活质量。国内有关于三种消化道恶性肿瘤小肠细菌"污染"情况的研究结果显示，食管癌组、胃癌组、肝癌组的 CSBS 阳性率分别为 47.1%、49.4% 和 76.5%；健康对照组 CSBS 全为阴性。各组病人 CSBS 阳性率及试餐后氢呼气浓度与健康对照组比较差异均有统计学意义（$P < 0.01$）。证实消化道恶性肿瘤病人容易发生 CSBS。

4. CSBS 与 IBD

是一种慢性肠道炎症性疾病，主要包括溃疡性结肠炎（UC）和 CD，其病因与发病机制尚未明确，既往认为是自身免疫性疾病。目前认为 IBD 的病因为肠道菌群、宿主遗传易感性和黏膜免疫因素三者间的相互作用。其中小肠细菌"污染"可能扮演了重要的角色，对行回结肠切除术的 CD 病人研究发现，由于回盲瓣缺失，结肠内容物反流，结肠细菌随内容物逆流入小肠，引起小肠内菌群种类及数量发生改变，是 CD 病人术后病情复发的重要原因。

5. CSBS 与 IBS

美国有研究发现，针对小肠细菌过度生长的治疗可以使许多 IBS 病人的临床症状得到改善，腹痛腹泻均明显减少。近期还有研究表明，IBS 是一种可用抗生素治疗的细菌感染性疾病，他们发现根据乳果糖呼气实验检测结果，78% 的 IBS 病人有 CSBS。根除过度生长的细菌可减轻 IBS 病人的腹泻、腹痛症状，并可使 48% 的 IBS 病人 "痊愈"。这些研究提示，IBS 可能混有大量的 CSBS 病人，在对 IBS 进行排除诊断时，应加做相关的 CSBS 诊断试验；IBS 病人在早期可能是非器质性的，而异常的胃肠动力可能促进 CSBS 的发生，在 CSBS 基础上，肠黏膜绒毛呈斑样增宽和变平，微绒毛变性，末端网状结构破坏，内质网和线粒体水肿，从而进一步加重 IBS 临床症状。

三、诊断

（一）小肠液细菌培养

小肠液细菌培养系诊断 CSBS 的金标准。在胃镜协助下抽取小肠液作菌落计数培养，其方法为空腹 8h 后，自口腔插入预充二氧化碳或氮气的双腔小肠管，在 X 线钡餐造影下送至屈氏韧带以下的近端小肠，以充有二氧化碳或氮气的注射器抽取小肠液送检，细菌培养包括厌氧菌和需氧菌。其诊断标准目前多以每毫升小肠内容物细菌数 $> 10^5 CFU/mL$ 为 CSBS 的判定标准。但小肠内容物（小肠液）细菌培养存在不足之处：①为有创性检查，有一定的创伤。②小肠抽吸液需在无菌、无氧条件下插管抽吸，且厌氧菌的分离培养较为困难。③细菌过度生长可能位于远端小肠，内镜无法到达，假阴性率高。但气囊辅助小肠镜的出现弥补了这一缺陷。目前小肠液细菌培养多用于科学研究。

（二）小肠黏膜活检

在小肠细菌 "污染" 病人的小肠黏膜中可以看到不同程度的黏膜灶性损

伤，如增厚及粗钝的绒毛固有层淋巴细胞、浆细胞及多形核白细胞浸润。其优点是直观，可以与其他疾病如克罗恩病等相鉴别；缺点是在临床上不易操作，缺乏特异性，既往因在小肠取材受限而难以开展。目前，在气囊辅助小肠镜下方便取材，使得该检查得以实施并推广。

（三）氢呼气试验

氢呼气试验测试的原理为：人类等哺乳动物机体细胞不产生 H_2，肠道细菌发酵代谢未被吸收的碳水化合物是人体呼气中 H_2 的唯一来源。正常呼气中仅含极微量的 H_2，当存在 CSBS 时，底物进入结肠前被过度生长的小肠细菌酵解产生 H_2，小肠内只要有 2g 以上的糖类物质发酵，相应小肠段呼气中的 H_2 量即可明显增加。氢呼气试验的底物多为糖类物质，如葡萄糖、乳果糖、山梨醇等，其中葡萄糖氢呼气试验（GHBT）和乳果糖氢呼气试验（LHBT）应用最为广泛。下面对这两种试验具体说明。① GHBT：正常情况下葡萄糖在小肠近端几乎被全部吸收，而发生 CSBS 时，小肠细菌在葡萄糖被吸收之前将其酵解产生 H_2、CO_2、CH_4、短链脂肪酸等物质，通过测定呼气中 H_2 的含量可判定 CSBS。采用 Solomon 方法，试验前 3d 禁麦面食物、牛奶及奶制品、豆类及其他富含纤维的食物；3d 内无急性腹泻，未用过抗生素；试验前 1d 晚饭后禁食禁烟，试验中禁做剧烈活动和避免打盹。试验日，采用微量 H_2 分析仪测定病人空腹肺泡呼出气含 H_2 量，其含 H_2 量如与大气中含量相近者（$1 \times 10^6 mol/L \sim 2 \times 10^6 mol/L$）即为合格，立即口服葡萄糖水，以后每隔 30min 收集和测定一次肺泡呼出气 H_2 含量，共做 3h。服葡萄糖水后 90min 和 120min 的测定值代表葡萄糖与口侧小肠相接触的氢值。GHBT 诊断标准：试餐后 H_2 呼气值 $> 20 \times 10^6 mol/L$ 或较基线上升 $\geq 12 \times 10^6 mol/L$。有荟萃分析显示，以小肠液细菌培养为参照，GHBT 的敏感性和特异性分别为 20% ~ 93% 和 30% ~ 86%。由于葡萄糖主要在小肠近端被全吸收，因此 GHB 适用于近端小肠"污染"的测定。② LHBT：正常情况下乳果糖不被小肠水解吸收，口服乳果糖仅在抵达结肠后才被细菌酵解产生 H_2。当 CSBS 存在时，形成"双峰"（即餐后呼气 H_2 呈现 2 次上升和下降过程），一般认为第 1 峰系小肠内细菌过生长所致，第 2 峰系结肠细菌所致。LHBT 适用于任何节段小肠细菌"污染"。上述两种方法操作简便，具有较高的敏感性，采用无放射性物质（葡萄糖或乳果糖），不需要同位素跟踪，对儿童和孕妇均可。

（四）CO_2 呼气试验

CO_2 呼气试验包括甘氨胆酸呼气试验和木糖呼气试验，其原理是用放射性标记的 ^{14}C 来示踪被细菌分解产生的 CO_2。①甘氨胆酸呼气试验：$^{14}C-$ 甘氨胆酸呼气试验是最早用来检测 CSBS 的呼气试验。正常人口服甘氨胆酸后，在小肠近端几乎不吸收，至回肠末端被吸收，绝大部分进入肠肝循环，小部分则被肠道细菌代谢生成 CO_2，经血液循环由肺呼出。当存在 CSBS 时，由肺呼出的 CO_2 量明显增多。尽管甘氨胆酸呼气试验能检测出细菌过度生长，但由于该试验不能与回肠的损害或切除引起的吸收不良相鉴别，而且也无法区别胆盐丢失所致的假阳性，且该方法具有放射性，不适合孕妇和儿童，目前多已废用。②木糖呼气试验：$^{14}C-D$ 木糖呼气试验的底物是 ^{14}C 标记的 D- 木糖，其原理是木糖在近端小肠被吸收，几乎不进入结肠，小肠内过度生长的革兰阴性需氧菌可使其分解产生 CO_2。木糖在近端小肠吸收可避免回肠切除、回肠末端吸收不良等因素的影响，同时也可排除结肠细菌分解代谢底物的干扰，因此被多数认为是较为敏感和特异的试验。但也有一些研究对其准确性提出了异议。原因是木糖呼气试验阳性必须有过度生长的革兰阴性需氧菌，如果在小肠缺乏足够的革兰阴性需氧菌时，木糖呼气试验存在较高的假阴性率。而且 ^{14}C 标记的木糖因具有放射性，也不能用于对儿童及孕妇小肠细菌"污染"的诊断。

（五）其他方法

对氨基苯甲酸（PABA）尿排泌率测定法，包括熊去氧胆酸对氨基苯酸（ursodexycholic acid–PABA）试验和对氨基苯甲胆酸试验等。其原理为：PABA 结合胆酸口服进入消化道后，可被细菌胆酸水解酶水解，释放出 PABA，迅速吸收后从尿中排出。正常人 PABA 结合胆酸主要在大肠水解，尿液中 PABA 排泌率在胆酸服后 4 ~ 6h 内升高。当 CSBS 时，小肠细菌便可分解 PABA 结合胆酸，尿液中 PABA 排泌率在胆酸服后更早时间内便升高。尿排泌率测定法为无创性、非放射性检测；对氨基苯甲胆酸等只被细菌胆酸水解酶水解，不受胰酶和肠酶影响；PABA 吸收迅速、安全、易测，但 PABA 吸收排泄受小肠吸收功能、肾功能、肝脏功能影响。为提高实验准确性，建议：①同时测口服后 30min 血浆 PABA 浓度。②增加其他示踪剂，如对氨基水杨酸等。③同时做维生素 B_{12} 吸收试验（Schilling 试验），在回肠功能不良或切除过多、肠内细菌过度生长以及恶性贫血时，维生素 B_{12} 尿排泄量低于正常。以此来进行鉴别诊断。

四、治疗

CSBS 的治疗包括微生态制剂、胃肠动力药物以及抗生素治疗等。微生态制剂见小肠菌群紊乱章节，本节重点讨论其他方面。

（一）胃肠动力药

新型促动力药物琥珀酸普芦卡必利是目前第一个具有高选择性、高亲和力的 5- 羟色胺受体激动剂，作用于肠壁肌肉，诱导肠的高幅推进性收缩，促进肠道蠕动；其无西沙必利的心脏毒作用，最常见的不良反应是轻中度腹泻、腹痛、恶心、头痛，通常在继续用药数日后消失。胃肠动力药治疗 CABA 的机制是，尽管其本身对肠黏膜并无直接保护作用，但可加快小肠转运时间，促进细菌和内毒素的排泄，进而改善肠黏膜屏障，提示促动力药可联合抗生素防治 CSBS。

（二）抗生素

抗生素可杀灭或抑制小肠内"污染"的细菌，改善 CSBS 临床症状，并可逆转病理生理改变。因进行小肠细菌药物敏感试验较困难，通常按经验选择对需氧菌和厌氧菌都有效的药物，常用的药物有新霉素、甲硝唑、环丙沙星、多西环素、非吸收性抗生素利福昔明等。抗生素联合益生菌治疗 CSBS 效果更为显著，值得临床推广应用。

第五节 急性坏死性肠炎

急性坏死性肠炎主要见于中性粒细胞减少的病人，该综合征也叫"坏死性小肠结肠炎""中性粒细胞减少性小肠结肠炎""回盲肠综合征"。该病常见于血液系统恶性肿瘤的病人，往往与化疗后粒细胞减少和肠黏膜损伤有关。

一、流行病学

急性坏死性肠炎的确切发病率还不清楚。有报告称在白血病儿童的发生率多达46%。该病最初是在进行化疗的急性白血病患儿中发现的，随后在急性髓性白血病、多发性骨髓瘤、骨髓增生异常综合征、再生障碍性贫血、获得性免疫缺陷综合征、周期性或药物诱导的中性粒细胞减少以及实体肿瘤和移植物的免疫抑制治疗的儿童和成人中也有发现。

二、病因学

发病机制还未完全清楚。可能与细胞毒性药物或其他方式导致的黏膜损伤、严重的中性粒细胞减少和宿主对微生物感染的免疫力受损等因素的综合作用相关。

三、病理生理学

微生物感染可导致肠壁各层坏死。盲肠最常受累，并常扩展到升结肠和回肠末段。盲肠好发的原因可能与其供血和肠腔的扩张性有关。

四、病理学

病理组织学检查可能显示肠壁增厚、不连续或融合的溃疡、黏膜缺损、肠壁水肿、出血和坏死，常可见各种不同的细菌和真菌感染，包括革兰阴性杆菌、革兰阳性球菌、厌氧菌（如梭状芽孢杆菌）和念珠菌浸润肠壁。多重感染常见，而炎症性或白细胞浸润则极少见。细菌血症或真菌血症也很常见，通常由肠道微生物如假单胞菌或酵母菌如念珠菌引起。

五、临床表现

发热、腹痛，尤其是右下腹痛，在严重中性粒细胞减少病人（中性粒细胞计数绝对值＜500个/mL）多见，症状常在化疗后10～14d内出现。其他症状可有腹胀、恶心、呕吐、水样便或血便。腹膜刺激征和休克常提示肠穿孔的可能。口腔炎和咽炎也可能存在，常提示普遍的黏膜炎。

六、并发症

常见的并发症有腹膜炎、肠穿孔和出血。

七、辅助检查

（一）CT或超声检查

在高危病人中，CT或超声有助于疾病的诊断，表现为盲肠积液扩张，CT常作为首选的诊断方法。

（二）实验室检查

应进行血培养、大便培养和梭状芽孢杆菌毒素检测。

（三）腹平片

腹平片没有特异性，但是偶尔可见积液扩张的盲肠及其邻近扩张的小肠襻，拇指印征以及局限性肠壁囊样积气。

（四）钡灌肠

由于肠坏死可导致穿孔，因此钡灌肠检查有一定的风险。

（五）结肠镜或乙状结肠镜检查

结肠镜检查在中性粒细胞和血小板减少的情况下属于相对禁忌，同时空气的注入可能促进盲肠穿孔。然而伴难辨梭状芽孢杆菌感染所致的假膜仅见于盲肠，乙状结肠镜检查有可能阴性。当怀疑为假膜性肠炎时，操作要轻柔,注气要少。

八、诊断与鉴别诊断

急性坏死性肠炎在 CT 上的征象包括弥漫性盲肠壁增厚,肠壁水肿、积气及出血,局限性穿孔,需要与下列疾病相鉴别:

(一)阑尾炎、阑尾脓肿

由于两者的治疗不同,鉴别十分重要,CT 检查有助于鉴别。部分病人出现急性下消化道出血,提示急性坏死性肠炎而非阑尾炎。

(二)其他疾病

还应与假膜性肠炎、缺血性肠炎和结肠假性梗阻(Ogilvie 综合征)等疾病相鉴别。

九、治疗

(一)非手术治疗

治疗应个体化。非手术治疗包括肠道休息、胃肠减压、液体复苏、营养支持、血制品支持(浓缩红细胞和新鲜冷冻血浆)和使用广谱抗生素。

抗生素可选择哌拉西林-他唑巴坦,或头孢吡肟或头孢他啶加甲硝唑的联合治疗。如果未排除假膜性肠炎,可应用万古霉素等抗生素。真菌血症和肠道真菌感染也常出现。因此,在中性粒细胞减少的病人应用广谱抗生素后仍有持续发热(超过 72h)则需使用抗真菌药物,推荐使用伏立康唑和两性霉素 B 等药物。

(二)手术治疗

病人出现腹膜炎、肠穿孔、出血等并发症时需手术治疗,右半结肠切除术是首选的术式。

十、预后

早期报道该病死亡率达 40% ~ 50%，死亡原因为透壁性肠坏死、肠穿孔和败血症。早期诊断和治疗有可能降低死亡率。

第四章 肝脏疾病及治疗

第一节 原发性胆汁性肝硬化

1851 年 Addison 和 Gull 首次描述了原发性胆汁性肝硬化，直到 1949 年开始正式采用该疾病诊断。然而，并不是所有病人在诊断时有肝硬化的表现，有人提出慢性非化脓性破坏性胆管炎，但是因其过于冗长至今未被采用。因此，仍将其命名为原发性胆汁性肝硬化（primary biliary cirrhosis，PBC）。

原发性胆汁性肝硬化是一种自身免疫性肝病，主要表现为肝内胆管进行性非化脓性炎症破坏所导致的慢性肝内胆汁淤积、肝纤维化，最终可进展为肝硬化、肝衰竭；95% 左右的 PBC 病人抗线粒体抗体（antimitochondrial antibody，AMA）阳性。

一、流行病学

PBC 占肝硬化相关死亡病例的 0.6% ~ 2.0%，在 21 ~ 93 岁的人群均可见，但以 30 ~ 60 岁人群为主；主要见于女性，女性和男性的比例是 1：9。该病可发生于各国地区、各个种族人群，且不同地区的患病率及发病率大有不同，患病率和发病率分别在 1.91/10 万 ~ 40.2/10 万和 0.33/10 万 ~ 5.8/10 万。美国是 PBC 最多发的地区，根据年龄调整后的每年标准发病率在女性和男性中分别达 4.5/10 万和 0.7/10 万，标准患病率在女性和男性分别达 65.4/10 万和 12.1/10 万。目前无证据表明 PBC 的发生具有"极地赤道梯度"的分布特点。此外，PBC 的患病率和发生率均呈逐年增长的趋势，与不明致病因素暴露增加、血清诊断技术提高、熊去氧胆酸的广泛应用有关。

二、病因学

PBC 的确切病因不明。由于大部分 PBC 病人存在 AMA，病变胆管出现反应性 T 细胞，常合并其他自身免疫性疾病，PBC 目前普遍被认为是自身免疫性疾病。PBC 病人产生自身免疫反应的始动因素和激发因素尚不明确，可能是遗传易感性和环境因素共同作用的结果。

越来越多的研究表明，PBC 的发生存在遗传易感性。PBC 常有家族聚集性，同一家庭内成员（如姐妹、母女）可相继发病。有流行病学调查发现，某些 II 型组织相容复合体（MHC II）等位基因可促进 PBC 的发生。在欧洲及北美洲的白种人，较常见的是 DRB1*0801，在日本为 DRB1*0803，在中国则是 DRB1*0701 和 DRB1*03。此外，有研究还发现对 PBC 存在保护作用的 II 型组织相容复合体（MHC II）等位基因，在美国为 DRA1*0102 和 DQB1*0602，在日本为 DRA1*0102。

此外，流行病学研究显示，泌尿系统感染、性激素替代治疗、指甲油、吸烟史、有毒废物弃置地及 PBC 动物模型中的外源性化学物质均与 PBC 的发生密切相关。

三、病理生理学

PBC 典型的病理生理表现是肝内小胆管的胆管上皮细胞的进行性非化脓性炎症破坏。在疾病的终末期甚至出现肝内小胆管消失，导致淤胆和胆盐沉积。疏水性胆盐在肝内沉积可导致肝脏继发损伤，加速小胆管消失。肝内损伤进行性加重导致肝纤维化，甚至是肝硬化。

90%～95% 的 PBC 病人体内存在 AMA。抗线粒体抗体的靶抗原是定位于线粒体内膜的 2- 酮酸脱氢酶复合物（OADC），包括丙酮酸脱氢酶复合物 E2 亚基（PDC-E2）、支链丙酮酸脱氢酶复合物、酮戊二酸脱氢酶复合物，以 PDC-E2 最为常见。PBC 病人胆管上皮细胞膜表面存在 OADC 抗原，AMA 与 OADC 抗原结合，使胆管上皮细胞成为抗原递呈细胞，激活淋巴细胞及免疫反应。PBC 病人肝脏和局部淋巴结中自体反应性 PDC-E2 特异性 CD4$^+$T 细胞较血液中增加 100～150 倍，肝脏中的自体反应性 PDC-E2 特异性 CD8$^+$T 细胞较血液中增加 10～15 倍，表明针对线粒体内膜的免疫反应与 PBC 的病理表现及疾病进展密切相关。细胞间黏附因子 1（intracellular adhesion molecule-1，ICAM-1）常高表达于 PBC 病人的胆管上皮细胞，以增加这些 CD4$^+$ 及 CD8$^+$T 细胞与上皮细胞的接触，并通过细胞毒效应破坏胆管，特别是肝内小胆管，导致胆汁淤积。

PBC 病人产生自身免疫反应的始动因素和激发因素可能是机体免疫系统对环境因素做出的异常应答，分子模拟机制可能在这起重要的作用。来自感染原的外来蛋白产生的分子模拟可能是 PBC 的启动因素，如肺炎衣原体。由于 PDC-E2 常稳定表达于细胞、真菌及哺乳动物，外源性抗原常模拟 PDC-E2，这也是 PBC 体内 AMA 常针对 PDC-E2 的原因。PBC 可能是通过分子模拟作用打破免疫耐受，导致机体对上皮细胞，尤其是胆管上皮细胞的表面抗原产生免疫应答，进而导致胆管上皮细胞的破坏，胆管分泌及运输功能受损，进而发展到胆汁淤积。

四、病理学

PBC 大体标本上表现为肝脏中到重度肿大，表面光滑或呈细颗粒状，呈深绿色，质硬。

PBC 的特征性组织学改变为慢性、非化脓性胆管炎，主要累及小叶间胆管和中隔胆管。如果出现胆管周围明显的炎性浸润及坏死，则称为"花绽样胆管病变"。炎性细胞浸润以淋巴细胞和单核细胞为主，与坏死的胆管细胞基底膜紧密相邻。炎性细胞浸润还包括浆细胞、巨噬细胞、多形核细胞（尤其是嗜酸性粒细胞），有时在疾病早期可见类上皮肉芽肿。PBC 的病变很少累及动脉，而门小静脉常被炎性物质压迫，甚至闭塞，可是终末肝小静脉的中央部位在肝纤维化进展过程中甚至发展至肝硬化一般不会受累。如果残存胆管的汇管区比例＜50%，则称为"胆管缺失"。

Ludwig 和 Scheuer 分期法是 PBC 组织学分期的常用方法，两种分期体系均按照 PBC 的进展划分为 4 期，从局限于胆管周围门管区的炎症改变到肝硬化。Ⅰ期的特征为局限于汇管区的炎症，可伴或不伴花绽样胆管病变，表现为小叶间胆管和中隔胆管的慢性非化脓性炎症，胆小管管腔、管壁及其周围有淋巴细胞、浆细胞、单核细胞浸润，汇管区扩大，肝板正常。Ⅱ期的特征为界面性肝炎，为汇管区炎症浸润至肝实质所致。其特征表现为汇管区排列不规则，肝细胞或淋巴细胞坏死或凋亡、炎性细胞分隔肝细胞。界面性肝炎主要有两种：第一种与自身免疫性肝炎的病变相似，表现为淋巴细胞碎片样坏死，肝细胞坏死或凋亡；第二种表现为胆管细胞碎屑样坏死，有明显的胆管反应，伴有水肿、中性粒细胞浸润、胆管周围纤维化及肝细胞坏死。Ⅲ期的特征为纤维间隔形成，原有的肝小叶结构被破坏，表现为汇管区、汇管区周围及肝实质均出现淋巴细胞浸润，其标志性改变为出现纤维化但未形成假小叶。

五、临床表现

（一）无症状型原发性胆汁性肝硬化

PBC 实验室筛查手段的广泛应用使 60% 的 PBC 病人在无症状期即得以确诊。诊断建立于生化指标筛查的异常，总体来讲无症状病人比有症状病人年龄大。早期无症状且肝功能正常的病人血清可检测到 AMA，肝活检病理可能已有异常并且符合 PBC 诊断，在随访中逐渐出现 PBC 的症状并且肝功能出现异常。一些病人虽然没有症状但已出现肝功能异常和 AMA 阳性，这些病人相当一部分在诊断时已存在肝纤维化。无症状型 PBC 病人在疾病进展过程中最终仍会出现 PBC 的症状、体征及淤胆性生化指标异常。

（二）有症状型原发性胆汁性肝硬化

1.症状

女性病人的症状比男性病人多，但两者的临床表现相同。

（1）疲乏：疲乏是 PBC 最常见的症状，见于 78% 以上的病人。疲乏没有特异性，却是大部分病人中最容易致残的症状，并会随着病情进展而加重。然而，疲乏与 PBC 的严重度、组织学分期、病程、年龄无关，但可导致睡眠障碍和抑郁。严重的疲乏可影响 PBC 病人的生活质量，可能与总体生存率降低有关。疲乏发生的原因并不明确，最近的研究发现这可能与自主性神经病学有关。疲乏不会随着抑郁的治疗而改善，常常持续存在，并且常与白天困倦有关，可能是甲状腺功能减退的一个表现，后者见于约 20% 的 PBC 病人。有研究表明，疲乏是 PBC 病人死亡的一个独立预测因素，特别是心源性死亡。

（2）瘙痒：瘙痒是比疲乏更为特异的 PBC 症状，可发生于病程中的任何时候，并贯穿整个病程，以往可见于 20% ～ 70% 的 PBC 病人，目前较少见，因为 PBC 病人通常在还没出现瘙痒症状即得以诊断。在英国的一项流行病学研究表明，PBC 病人在患病第 1 年、5 年和 10 年出现瘙痒的累积风险分别是 19%、45% 和 57%。瘙痒可为局部或全身，通常于晚间卧床后较严重，接触羊毛、其他纤维制品和怀孕可加重瘙痒。PBC 病人瘙痒的严重程度可随病程进展而减轻。可是，如果不经治疗，瘙痒症状一般不会完全消失，除非病人出现肝硬化和肝功能衰竭。PBC 病人出现瘙痒的原因未明，胆汁淤积导致的瘙痒及继发于 PBC 的瘙痒在某种程度上是阿片类神经递质增加所致，亦有学者认为这与胆汁成分刺激有关。目前比较公认的假说是，胆汁淤积的生物学效应（机制未明）导致溶血磷脂酶 D 酶化物（autotaxin，ATX）水平增高 / 活化，继而导致溶血磷脂酸水平（lysophosphatidic acid，LPA）增高，最终导致瘙痒。

（3）其他症状：干燥综合征［眼干和（或）口干］常见。皮肤钙化、雷诺现象及吞咽困难不常见。

2. 体征

通常无异常体征。皮肤色素沉着是 PBC 最常见的体征，偶见黄斑瘤和黄色瘤；肝脾肿大在 PBC 早期即常见。蜘蛛痣和脾大见于有门静脉高压时。黄疸是进展期肝病病人较晚期的表现。

3. 特殊情况

（1）AMA 阴性 PBC：AMA 阴性 PBC 是指 AMA 阴性，但临床表现、肝脏组织学及自然病程基本与典型的 AMA 阳性 PBC 一致的病人。这些病人中差不多全部均有 ANA 和（或）SMA 阳性。

AMA 阳性与阴性 PBC 病人之间在组织病理学、免疫学及 HLA 方面仅有细微的差别。线粒体抗原在 AMA 阴性及阳性 PBC 病人胆管上皮细胞的顶端膜表面均有表达，提示两者的发病机制相似。

日本的一项大型回顾性研究显示，AMA 阴性 PBC 病人瘙痒较少见而肝脏以外的自身免疫性疾病（如类风湿关节炎和硬皮病）多见。AMA 阴性 PBC 病人 IgM 水平较阳性病人的低。

（2）PBC-AIH 重叠综合征：自身免疫性肝炎（AIH）和原发性胆汁性肝硬化（PBC）是具有不同自身免疫性基础的慢性炎症性肝病。但是，临床上部分病人同时具有这两种疾病的临床、生物化学、免疫学和组织学特征，即 PBC-AIH 重叠综合征。PBC-AIH 重叠综合征较罕见，仅见于 10% 的 PBC 病人。PBC-AIH 重叠综合征的起病特点一般是 PBC、AIH 同时并发，很少是相继发生。

六、并发症

（一）门静脉高压

门静脉高压与其他肝病相似，常见于 PBC 晚期。但是门静脉高压亦可见于早期 PBC 病人，即未发展至肝硬化的 PBC 病人。虽然这些病人的肝脏合成功能可正常或接近正常，但可表现为食管静脉曲张、胃静脉曲张或门静脉高压性胃肠出血。门小静脉闭塞可导致结节再生性增生和门静脉高压。没有接受肝脏移植的病人在静脉曲张出血后仍可存活多年。腹水和肝性脑病可见于组织病理符合进展期 PBC 或肝硬化的病人。

（二）骨骼系统病变

骨质疏松是 PBC 最常见的骨骼疾病，见于超过 1/3 的病人。与经年龄和性别相匹配的健康人群相比，PBC 病人合并骨质疏松的相对危险度为 4.4。这些病人通常没有明显症状，无特异性实验室检查异常，通过骨密度检测方可发现。数十年前，致残性骨骼疾病较常见，且常伴多发性骨折，而现在则并不常见。PBC 病人骨质疏松的原因不明确。PBC 病人骨质疏松的特点符合低转化骨病，即骨质形成受限，重吸收降低或正常。除了出现黄疸及进展期病人外，PBC 病人的维生素 D 代谢正常。

（三）高脂血症

PBC 病人的血脂可异常升高。PBC 高脂血症的机制与其他疾病不同，通常表现为高密度脂蛋白胆固醇（high-density lipoprotein，HDL）升高，少有脂蛋白颗粒如脂蛋白 X 升高。两项研究中 PBC 病人的平均胆固醇水平为

370mg/dL 和 265mg/dL，波动于 120 ～ 1775mg/dL。与低密度脂蛋白胆固醇（low-density lipoprotein，LDL）相比，HDL 不成比例地升高，PBC 病人患动脉粥样硬化的风险并不增加。

（四）脂肪泻和脂溶性维生素缺乏症

由于 PBC 病人长期存在肝内胆汁淤积，分泌和排泄至肠腔的胆汁减少，导致脂类物质吸收不良，PBC 病人可出现脂肪泻。可是，临床上重要的脂溶性维生素 A、维生素 D、维生素 E 和维生素 K 缺乏并不常见。多数病人包括骨质疏松病人的维生素 D 代谢正常，25- 羟维生素 D 和 1-25 二羟维生素 D 血浆水平亦往往正常。而在需要肝脏移植的严重黄疸病人及合并骨质软化症的病人中，可出现维生素缺乏症，表现在维生素 A 缺乏引起夜盲，维生素 D 缺乏引起骨质疏松，维生素 E 缺乏导致反射异常、本体感觉减退、共济失调等神经系统异常，维生素 K 缺乏导致凝血酶原活性降低。

（五）其他并发症

大部分 PBC 病人还可伴有其他自身免疫性疾病及结缔组织病，特别是干燥综合征（72% ～ 100%）、近端或无端肾小管酸中毒（50% ～ 60%）、硬皮病或 CREST 综合征（钙质沉着、雷诺现象、食管动力异常、硬皮病和毛细血管扩张）中的任一项（15% ～ 19%）、类风湿关节炎、皮肌炎、混合结缔组织病等。部分病人可检测到抗甲状腺抗体（抗微粒体 / 抗促甲状腺激素抗体）并出现淋巴细胞性甲状腺炎（Hashimoto 病），Graves 病及甲亢少见。约 33% 的 PBC 病人可合并胆石症。虽然 PBC 病人中合并肝细胞性肝癌的概率仅有 1% ～ 2%，但与正常人比较，PBC 病人发生肝细胞性肝癌的相对危险度增加 20%，尤其是男性病人。

七、辅助检查

PBC 的诊断主要通过符合胆汁淤积的肝生化指标及血清 AMA 阳性确立，并需排除其他肝脏疾病。必要时行肝脏活检进一步明确诊断。

（一）血清生化检查

PBC 病人的典型肝脏生化检查符合胆汁淤积的改变。大部分 PBC 病人表现为碱性磷酸酶（alanine aminotransferase，ALP）升高（通常为正常上限的 3 ~ 4 倍）及 γ- 谷氨酰转肽酶升高（gamma glutamyl transpeptidase，γ-GT）。血清转氨酶 [谷草转氨酶（aspartate aminotransferase，AST）或谷丙转氨酶（alanine aminotransferase，ALT）] 可中度升高，一般不会高于正常上限的 3 倍；值得注意的是，转氨酶的显著升高（高于正常下限的 5 倍）可能提示 PBC-自身免疫性肝炎（autoimmune hepatitis，AIH）重叠综合征或者合并病毒性肝炎。血清胆红素水平在病程早期通常可正常并随着病程进展逐渐升高，最高可超过 20mg/dL。血清胆红素升高、白蛋白下降、凝血酶原时间延长提示疾病进展及预后差。部分病人可有高球蛋白血症（特别是 IgM）、高胆固醇血症、胆汁酸水平可升高但并不常见。生化检查改变在一定程度上与疾病分期及组织学损害程度有关。未发展至肝硬化的病人，ALP 升高程度主要与肝内胆管缺失和炎症严重程度有关；转氨酶水平及 IgG 水平主要反映汇管区及小叶坏死和炎症的程度；高胆红素血症反映肝内胆管缺失和胆管碎片样坏死程度。血胆红素、γ 球蛋白、透明质酸的升高及人血白蛋白、血小板计数的下降是肝硬化及门静脉高压出现的早期指标。

（二）免疫学检查

95% 的 PBC 病人血清 AMA 阳性。此外，70% 的 PBC 病人会出现类风湿因子（rheumatoid factor，RF），66% 会出现抗平滑肌抗体（smooth muscle antibodies，SMA），50% 会出现抗核抗体（antinuclear antibody，ANA）。采用免疫荧光技术检测，5% ~ 10% 病人 AMA 抗体阴性或仅低度阳性（≤ 1/80）。抗体的出现或消失较抗体水平的高低更为重要。ANA 尤其是抗 GP210 和（或）抗 SP100 阳性，可能与 PBC 的预后有关；在 AMA 阴性的 PBC 病人中，应用 ELISA 或蛋白印迹技术可检测到针对主要 M2 成分（PDCE2、2- 酮戊二酸脱氢酶复合体）的抗体。

（三）组织病理学检查

PBC 的典型肝脏组织病理学改变为慢性、非化脓性胆管炎，主要累及小叶间胆管和中隔胆管，由局限于汇管区的炎症、坏死到浸润至肝实质的界面性肝炎，由汇管区、肝实质的纤维化进展到肝硬化、假小叶形成。由于 PBC 的病变呈典型的斑片状分布，观察到胆管炎及胆管阻塞的概率与所取到的汇管区数目有关。因此，肝活检时所取组织块的大小对 PBC 的诊断尤为重要。所取组织块至少应包含 10 ～ 15 个汇管区，并且应对多个肝段仔细观察以排除胆管炎和胆管缺少。在观察时应注意汇管区周围及间隔周围的铜沉积、羽毛状变性、Mallory-Denk 小体及淤胆型菊形团。在出现失代偿期肝病以前不会出现真正的胆汁淤积。

可是，由于 AMA 阳性诊断 PBC 具有较高的特异性，肝脏活检在 ALP $\geq$ 1.5 倍正常上限及 AST < 5 倍正常上限的病人中诊断 PBC 的价值受到质疑。对于 AMA 阴性病人，推荐行肝脏活检排除其他伴发症 AIH 和非酒精性脂肪性肝炎。此外，肝脏活检有助于 PBC 的分期。

（四）影像学

对于有胆汁淤积生化证据的所有病人，肝脏及胆管的无创性影像学检查是必需的。B 超常用于排除肝胆系统的肿瘤及结石，CT 和 MRI 可用于排除肝外胆管阻塞、肝内淋巴瘤及转移性腺癌。如果诊断不明，优先选择 MRCP 或内镜检查（如 ERCP、胆管镜检查）排除原发性硬化性胆管炎或其他胆道系统疾病。瞬间弹性成像（firoscan）是一种评估肝纤维化程度的新型无创性检查手段，对 PBC 病人的诊断具有一定意义，但尚未被美国 FDA 批准。

八、诊断与鉴别诊断

美国肝病研究协会（American association for the study of liver diseases，AASLD）建议 PBC 的诊断需满足下述 3 条标准。①胆汁淤积的生化指标证据（ALP 升高）。② AMA 阳性。③如行肝脏活检，组织学表现为非化脓性胆管炎及中小胆管破坏。由于 AMA 阳性联合 ALP $\geq$ 1.5 倍正常上限及 AST < 5 倍正常上限诊断 PBC 的阳性预测值高达 98.2%，肝脏活检对于 PBC 的

确诊并非必需的检查，该检查只适用于 ALP 低于正常上限 1.5 倍或转氨酶水平高于正常上限 5 倍的 AMA 阳性病人，以排除其他疾病。据此，AASLD 还制定了 PBC 的诊断流程（图 4-1）。

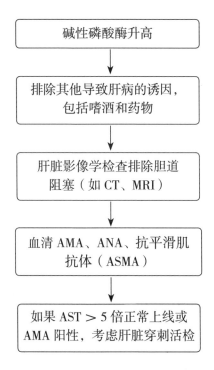

图 4-1　美国肝病研究协会提出的 PBC 诊断流程

此外，一旦确诊 PBC，就应当考虑是否存在 PBC-AIH 重叠综合征，因为对治疗方案存在重要影响。PBC-AIH 重叠综合征的诊断标准目前仍未确定，但是目前较常用的诊断标准是同时符合 PBC、AIH 诊断标准中至少各两条。欧洲指南强调肝组织学淋巴细胞性界面炎是诊断的必要条件，意味着所有病人需要进行肝活检方能诊断 AIH/PBC 重叠综合征。

（一）原发性硬化性胆管炎

原发性硬化性胆管炎（primary sclerosing cholangitis，PSC）是一种慢性肝胆疾患，也是一种自身免疫性胆汁淤积性疾病，其特征为胆道系统弥漫性炎症和纤维化导致胆管变形，并多处狭窄。病情呈进行性发展，最终导致胆管阻塞、胆汁性肝硬化和肝衰竭。PSC 好发于中青年男性，儿童也可发病。典型症状有黄疸和瘙痒，以及非特异性症状如疲乏、食欲减退、恶心、体重下降等。血清抗中性粒细胞胞浆抗体（antineutrophil cytoplasmic antibodies，ANCA）阳性对 PSC 的诊断有一定价值，ERCP 是目前诊断 PSC 的最佳方法，其特点为胆管不规则、多发的局部狭窄和扩张，胆道弥漫性狭窄伴扩张段形成典型的"串珠状"改变。

（二）自身免疫性肝炎

自身免疫性肝炎是由自身免疫反应介导的慢性进行性肝脏炎症性疾病，其临床特征为不同程度的血清转氨酶升高、高 γ- 球蛋白血症、自身抗体阳性［ANA、SMA、抗肝肾微粒体抗体 1（LKM1）、可溶性肝脏抗原抗体（SLA）］，组织学特征为以淋巴细胞、浆细胞浸润为主的界面性肝炎，严重病例可快速进展为肝硬化和肝衰竭。

（三）药物引起的肝内胆汁淤积

临床上可引起肝内胆汁淤积的药物有：吩噻嗪、氟哌啶醇、丙米嗪、阿莫西林、克拉维酸、磺胺类、雌激素或雄激素类等。一般在开始用药 6 周内出现急性肝内胆汁淤积的临床表现，如血清 ALP 和 γ-GT 升高，并可伴有皮肤瘙痒，但 AMA 阴性，病理组织学检查出现小叶或腺泡区带的坏死、嗜酸性粒细胞浸润、单纯性淤胆、肉芽肿型肝炎、肝细胞脂肪变等能提示药物性肝损害。但须注意有些药物可诱发自身免疫反应，临床表现及实验室检查与 AIH 极为相似，鉴别需依靠病理学以及停药数周至数月后的病情缓解或恢复等。

（四）其他胆汁淤积性肝病

胆汁淤积是 PBC 的典型临床特征，但也可见于其他肝脏疾病，如肝炎后肝硬化，需结合疫苗接种史及相关病史，并行肝炎病毒相关血清检查予以鉴别。此外，胆管周围占位性病变亦可导致肝内胆汁淤积，如壶腹癌、胰头癌等，必要时行 ERCP 或 MRCP、增强 CT 了解胆管系统及胆管周围组织结构。

PBC-AIH 重叠综合征的诊断至少需要满足 PBC 及 AIH 标准中的各 2 项，

肝脏组织病理提示界面性肝炎，即淋巴细胞中重度碎片状坏死是诊断的必备条件。

九、治疗

（一）药物治疗

1. 熊去氧胆酸

熊去氧胆酸（ursodesoxycholic acid，UDCA）是唯一经循证医学证明对 PBC 治疗有效的单药药物，早期、中等剂量、长期治疗均可提高 PBC 病人长期生存率。UDCA 可促进内源性胆汁酸的分泌，减少重吸收，拮抗疏水性胆汁酸的细胞毒作用，保护肝细胞膜、溶解胆固醇性结石，具有免疫调节作用。在 PBC 的病程早期，UDCA 可保护胆管细胞免受胆汁的毒性效应；在 PBC 的病程晚期，UDCA 可通过增加关键转运分子的合成、定位、顶端膜嵌入进而刺激受损肝细胞的分泌。此外，UDCA 还可刺激胆管碱性胆汁分泌，抑制胆汁诱导的肝细胞及胆管细胞凋亡。可见，UDCA 在 PBC 的治疗中起着重要的作用。

AASLD 推荐，对于肝酶升高的 PBC 病人，不论肝脏组织学分期如何，均应予 UDCA13 ~ 15mg/（kg·d）口服，而欧洲肝脏研究协会（European Association for the Study of the Liver，EASL）推荐对于无症状 PBC 病人也应长期服用 UDCA。临床试验表明，13 ~ 15mg/（kg·d）的 UDCA 在治疗反应和费用方面显著优于 5 ~ 7mg/（kg·d）和 23 ~ 25mg/（kg·d）。所有证实 UDCA 可提高 PBC 病人生存率的临床研究均采用 13 ~ 15mg/（kg·d）的剂量。考来烯胺和其他胆酸螯合剂可影响 UDCA 的吸收，一些抗酸药物可结合胆汁酸，因此这些药物均应与 UDCA 分开服用，AASLD 推荐应隔 2 ~ 4h 服用。对于有肝病或肾病的病人不需要调整剂量，亦不必行肝脏活检，只要定期监测肝脏生化指标。研究发现，UDCA 的疗效可于服药数周内出现，90% 的 PBC 病人于用药后 6 ~ 9 个月即可见肝功能改善。对于早期的 PBC 病人，UDCA 的疗效较好，不但可改善生化指标，还可显著提高长期生存率，降低肝移植率。对于进展期 PBC 病人，UDCA 可改善其肝脏生化指标（ALP、γ-GT），但对生存率和肝移植率的影响目前仍存争议。此外，UDCA 还可降低 LDL 水平，减少腹水的发生，延缓组织学进展长期。可是，UDCA 并不能改善疲乏、瘙痒、相关骨病以及与 PBC 相关的自身免疫疾病。长期应用 UDCA 比较安全，偶见稀便和脱发。可是，40% 的病人对 UDCA 的应答欠佳，接受 UDCA 的病人中有 10% 的病人会死亡或者需要肝脏移植。

有学者发现，就诊时有相关肝病症状、肝脏生物化学指标明显异常以及自身免疫特征较多者，可能对 UDCA 的应答较差。巴黎标准的定义：对 UDCA 治疗应答良好的定义是接受 UDCA 治疗 1 年后的血清胆红素 $\leqslant$ 1mg/dL（17μmol/L），ALP $\leqslant$ 3 倍正常上限，AST $\leqslant$ 2 倍正常上限；巴塞罗那标准的定义：ALP 下降至少 40% 或者降至正常。针对单用 UDCA 疗效欠佳的病人目前暂无标准方案，可考虑联用其他药物治疗，如免疫抑制剂、β 类降脂药等。

2. 贝特类降脂药

近期 4 项小样本量开放性临床试验提示，对 UDCA 治疗应答欠佳的 PBC 病人，加用贝特类降脂药物治疗 8 ～ 48 周后，ALP、γ–GT 显著下降，部分病人 IgM 水平显著下降。研究显示，他汀类降脂药物不能改善 PBC 病人的胆汁淤积症状。

3. 糖皮质激素和免疫抑制剂

早期临床试验提示，糖皮质激素如泼尼松有助于改善 PBC 病人的症状和肝脏组织学，但是由于这类药物可显著降低骨矿物质密度，其长期应用受到限制。有研究表明，与单独应用 UDCA 相比，UDCA［10mg/（kg·d）］联合泼尼松龙（10mg/d）连续应用 9 个月可更显著改善早期 PBC 病人的肝脏组织学改变。布地奈德联合 UDCA 可显著改善对单用 UDCA 应答欠佳的早期 PBC 病人的生化指标和肝脏组织学，但对终末期 PBC 并无影响。由于布地奈德可能诱发终末期 PBC 病人的门静脉血栓形成，因此不宜应用于 IV 期 PBC 病人。该方案的疗效和安全性可在早期 PBC 病人中进行进一步评价。此外，有研究表明其他免疫抑制剂如硫唑嘌呤、环孢素、氨甲蝶呤、苯丁酸氮芥、霉酚酸酯的长期应用对 PBC 的疗效甚微或无效，不推荐用于 PBC 的常规治疗。

4. 利妥昔单抗

利妥昔单抗是一种针对 CD20 的单克隆抗体，它可通过与 B 细胞表面的 CD20 结合，消除 B 淋巴细胞。有研究提示调节性 T（Treg）细胞和 B 细胞在 PBC 发病中起重要作用，消除 B 细胞有助于降低 AMA 及 IgM 滴度，改善血清生化指标。在美国的一项研究中，14 名 UDCA 应答欠佳的 PBC 病人在联合使用 UDCA 及利妥昔单抗（1000mg/d，静滴，第 1 天和第 15 天）后，在第 6、第 12、第 18 个月时，有 3 名病人的 ALP 降至正常和（或）下降了 25%；在治疗后第 6 个月，中位 ALP 水平显著下降（从 259U/L 下降至 213U/L），AMA、IgM 滴度亦有显著下降；疲乏症状无明显改善，反而有 8% 的病人疲乏症状加重；在治疗后第 6、第 12 个月，60% 的病人瘙痒症状明显改善。

1 例 PBC-AIH 重叠综合征病人，在使用泼尼松和硫唑嘌呤治疗后复发并合并贫血和血小板减少，注射 1 次利妥昔单抗后肝功能即有显著好转，并在 4 周后贫血和血小板减少得以纠正。1 例 PBC 合并免疫相关性血小板减少性紫癜的病人在应用利妥昔单抗治疗 4 周后，ALP、γ-GT 显著下降，同时血小板计数显著升高。虽然利妥昔单抗在 PBC 治疗中才刚刚开始，根据 B 细胞功能异常在 PBC 发病机制中的重要作用，可以预见利妥昔单抗可能有很好的应用前景。

5. 对症治疗

（1）疲乏的处理：引起疲乏的原因很多，除了 PBC 以外还应考虑贫血、甲状腺功能减退、抑郁和睡眠障碍。目前暂无研究表明 UDCA 可改善 PBC 病人疲乏症状。慢性肝病病人的疲乏可能是由于 5-HT 神经传导的改变所导致的，然而，5-HT 的拮抗剂昂丹司琼和 5-HT 再吸收抑制剂氟西汀（百忧解）并不能缓解疲乏。

有研究表明，PBC 病人疲乏是由于睡眠改变尤其是白天睡眠过多导致。莫达非尼是一种用于治疗与换班有关的白天嗜睡的药物。以 PBC-40 问卷表进行评估时，与基线相比，莫达非尼 100 ~ 200mg/d 可显著改善疲乏症状，减少白天嗜睡。目前暂无针对疲乏的标准治疗方案。

（2）瘙痒的处理：UDCA 通常不能缓解瘙痒，因此需要特殊的方法来处理瘙痒。PBC 相关的瘙痒处理方法有以下几种。

A. 致瘙痒物在肝内产生，随胆汁分泌，胆汁淤积在组织从而导致瘙痒。考来烯胺是一种治疗高胆固醇血症的非水溶性树脂，还有考来替泊、考来维仑。目前已有共识认为考来烯胺可缓解 PBC 病人的瘙痒，推荐在早晨，在

UDCA 给药 2 ~ 4h 前给药，推荐剂量是 4 ~ 16g/d。总的来说，考来烯胺的耐受性较好，偶有腹胀、便秘、腹泻。目前暂无临床对照实验比较考来替泊、考来维仑对胆汁淤积疾病瘙痒的治疗效果。

严重瘙痒对口服药物无效的病人，可通过体外肝脏透析去除血清致瘙痒物。

B. 利福平是一种肝药诱导酶，可通过孕烷 X 受体（PXR）下调 ATX 转录从而实现其治疗瘙痒症的目的，在许多临床实验中被用于治疗 PBC 病人的疲乏症状。几个荟萃分析均表明利福平可缓解 PBC 病人的瘙痒症状。在一项研究中，对于血清胆红素低于 3mg/dL 的病人，推荐剂量是 150mg，1 次 /d；对于血清胆红素高于 3mg/dL 的病人，推荐剂量是 150mg，2 次 /d。可是，利福平的副作用应引起重视，它可引起肝炎、肝衰竭、溶血、肾脏受损，改变药物代谢作用。因此，在使用利福平时应严密定期随访肝功能、血常规。此外，利福平可消除 5-HT 重摄取抑制剂的抗抑郁效应，这些药物不应一起使用。

C. 有研究表明，胆汁淤积引起的瘙痒与体内阿片类物质增加有关，阿片类拮抗剂如纳洛酮可缓解瘙痒。

阿片拮抗剂使用中的限制因素是应用此类药物时可出现阿片样停药反应，包括腹痛、高血压、心动过速、噩梦及人格解体。临床实践中发现，严重瘙痒病人可能对阿片类物质敏感性更高，出现严重反应的风险更高。纳曲酮开始可每天给予 1/4 片（12.5mg）的较低剂量，以后每 3 ~ 7d 增加 1/4 片，直到瘙痒减轻。另外，病人也可住院静脉注射纳洛酮，过渡到口服纳曲酮并停用注射用药。如出现阿片停药综合征，可以继续给予药物或者剂量保持不变，因为反应可能会自发性消失。纳曲酮的肝毒性并不常见，但已有报道，因此使用纳洛酮时应监测肝脏功能。有失代偿期肝病的病人，纳曲酮代谢物会累积，因此要减少用药量。这些病例中需要使用纳曲酮者并不常见，因为随着肝脏疾病的进展，瘙痒会逐渐停止。

D. 苯巴比妥可对症控制瘙痒；昂丹司琼为 5-HT 受体拮抗剂，可通过减少 PBC 病人体内 5-HT 效应缓解瘙痒；舍曲林（75 ~ 100mg）为抗抑郁药，有助于减轻瘙痒；抗组胺药有镇静特性，可改善病人睡眠，可非特异性抗瘙痒。此外，体外白蛋白透析、血浆置换等可能均有缓解瘙痒疗效。难治性瘙痒是肝脏移植的一个适应证。

总的来说，对于 PBC 瘙痒的病人，初始治疗宜选取胆酸多价螯合剂（IB 级证据），对于此种药物反应不佳的可选择以下药物：利福平 150 ～ 300mg/d（IA 级证据）；口服阿片类拮抗剂如纳洛酮 50mg/d（IA 级证据）；以上方法均失败可尝试舍曲林（75 ～ 100mg，IB 级证据）。

6. 针对并发症的治疗

PBC 病人因脂溶性维生素代谢障碍，多数伴有骨质疏松。双膦酸盐可降低破骨细胞活性，对 PBC 骨质疏松有效。绝经期妇女可联用双膦酸盐和雌激素替代治疗。对于所有绝经前、后的 PBC 女性病人，如果没有肾结石病史，每天应予钙（1500mg/d）及维生素 D（1000IU/d）。进展期 PBC 病人应每年检测维生素 D 水平。

对于合并轻度高脂血症的 PBC 病人，一般不需要降脂药物治疗。对于合并其他心血管危险因素的高脂血症 PBC 病人，可应用他汀类或苯扎贝特治疗，但应警惕药物性肝损害。PBC 病人可有维生素 A、维生素 D、维生素 E 或维生素 K 等脂溶性维生素缺乏，应根据病情和检查结果及时予以补充。PBC 与其他自身免疫性疾病并存，治疗同自身免疫性疾病。

PBC 病人可在肝硬化前发展为窦前性门静脉高压，建议第一次明确诊断 PBC 时即应筛查有无食管胃底静脉曲张，其后每 2 年复查 1 次。肝细胞癌治疗与一般肝癌治疗相同。

（二）肝脏移植

在 20 世纪 80 年代中期，PBC 是美国肝脏移植的主要适应证。可是，最近一项研究表明，虽然在过去十年美国的肝脏移植数量显著增加，但需要肝脏移植的 PBC 病人却下降了约 20%，这可能与 UDCA 用于治疗 PBC 有关。相反，需要肝脏移植的原发性硬化性胆管炎病人没有显著改变，可能是由于目前还没有发现有效的治疗方法。肝脏移植治疗 PBC 的效果几乎比其他所有疾病的效果都更明显，它可显著延长终末期 PBC 病人的生存期。

PBC 病人肝脏移植的适应证与其他导致肝脏衰竭的基本一致。①严重症状：顽固性瘙痒、极度疲乏、难治性肝性脑病。②终末期肝病：失代偿期肝硬化、难治性腹水、自发性腹膜炎、难治性静脉曲张性出血、肝脏肿大和小肝细胞癌。

PBC 病人进行肝脏移植的时机选择是治疗效果及复发的重要影响因素。倘若过早进行移植，手术本身的风险及移植后免疫抑制剂的使用会影响病人的生存。理想的移植时机选择有赖于对 PBC 病人不移植和移植后的生存率进行准确估计。目前较常用的预测模型有基于年龄、血清胆红素、白蛋白、凝血酶原时间、消肿的 Mayo 危险分数，以及基于血清胆红素、肌酐、国际标准化比、疾病病因的 MELD 评分系统，临床医生可借助这些预测模式结合病人具体情况决定肝脏移植的时机。

骨质疏松可能会在移植后的前 6 个月加重，而骨矿物质密度在 12 个月后可恢复基线水平并在逐渐改善。与依替膦酸二钠相比，阿伦膦酸盐治疗骨质疏松更有效。PBC 病人移植后 10 年的复发率为 20% ~ 25%，可并不影响移植生存率。欧洲的一项研究表明，PBC 病人肝移植后 1 年、3 年和 5 年的生存率分别为 89%、83% 和 75%；3 年和 10 年的复发率分别为 17% 和 30%，但由于多数进展缓慢，不会造成严重后果。以环孢素为基础的免疫抑制剂长期应用或许可使 PBC 复发率下降。肝脏移植可改善瘙痒和疲乏，但对干燥综合征无明显效果，骨病先恶化后改善，AMA 可能会持续阳性或者转阴后又出现，但并不意味着 PBC 复发。

（三）PBC-AIH 重叠综合征的治疗

目前暂无 PBC-AIH 重叠综合征的标准治疗方案，最新 EASL 指南推荐者给予 UDCA 联合皮质类固醇治疗。该指南推荐，对 PBC-AIH 重叠综合征病人应先给予 UDCA，若在 3 个月内未获得充分的生化应答，宜加用皮质类固醇。

在一项研究中，对 44 例 PBC-AIH 重叠综合征病人均给予 UDCA 联合免疫抑制剂治疗。随访中位时间为 3.9 年，病情缓解 27 例（61.36%），不完全应答 13 例（29.55%），治疗失败 4 例（9.09%），病情缓解病人中停药 6 例，其中复发 5 例（83.33%）。该研究进一步证实 UDCA 联合免疫抑制剂在 PBC-AIH 重叠综合征病人中的疗效。

十、预后

PBC 是一种慢性胆汁淤积性疾病，病程呈进行性演变，可延续数十年，其预后差异很大且不可预见。无症状型和有症状型 PBC 的自然病程不完全一致。

无症状型 PBC 从 AMA 阳性到出现肝生化指标异常的中位时间为 5.6 年，部分病人在 11.4 年后肝脏组织病理学提示病变进展，在随访期间未发现病人进展至肝硬化或门静脉高压。无症状型 PBC 病人一般为早期 PBC，但最终均会表现出 PBC 的典型症状。据统计，在 5～7 年的随访期内，有 40% 的无症状型病人会出现 PBC 症状；20 年后，95% 的病人会出现 PBC 症状。他们的生存期比有症状型的长，可长达十年，如果无症状型病人几年后仍未出现 PBC 症状其生存期会延长，可是一旦出现症状其生存期会下降至有症状型水平。其肝病相关死亡率显著低于有症状型。

与无症状型 PBC 病人相比，有症状型病人进展至终末期肝病的进程更快，预后更差。约 1/3 的病人可出现胃底食管静脉曲张，其中有 40% 的病人在发现静脉曲张后 3 年内会发生一次以上静脉曲张性出血，此类病人的预后更差。PBC 病人可在肝硬化前发展为窦前性门静脉高压，建议第一次明确诊断 PBC 时即应筛查有无食管胃底静脉曲张，其后 2 年复查 1 次。

PBC 的自然生存期可长达 15～20 年，而肝脏组织学提示进展期的缩短为 8 年，总胆红素高于 10mg/dL 的只有 2 年。有学者基于 Cox 比例风险的分析提出了 PBC 预后的模型以预测 PBC 的生存期，其中 Mayo 风险评估是目前应用最为广泛的模型，在评估病人是否需要肝脏移植方面有一定价值。

第二节　酒精性肝病

酒精性肝病是由于长期大量饮酒所致的肝脏疾病。初期通常表现为脂肪肝，进而可发展成酒精性肝炎、酒精性肝纤维化、酒精性肝硬化。严重酗酒时可诱发广泛肝细胞坏死甚至肝功能衰竭。

一、流行病学

嗜酒者或饮酒过量的人群可出现酒精性健康问题，而酒精性肝病是酒精所致的最常见的疾病。本病在欧美等国多见，近年我国的发病率也有上升。

21 世纪初，南方及中西部省份酒精性肝病流行病学调查资料显示，酒精性肝病患病率为 4.3% ~ 6.5%。临床酒精性肝病的病例占同期肝病的比例在不断上升，1991 年为 4.2%，1996 年为 21.3%，至 2013 年有研究显示比例已达到 28.8%。

二、病因学

饮酒后乙醇主要在小肠吸收，其中 90% 以上在肝内代谢，乙醇经过乙醇脱氢酶（ADH）、肝微粒体乙醇氧化酶系统（MEOS）和过氧化氢酶氧化成乙醛。血中乙醇在低至中浓度时主要通过 ADH 作用脱氢转化为乙醛；血中乙醇在高浓度时，MEOS 被诱导，在该系统催化下，辅酶 II（NADPH）与 O_2 将乙醇氧化为乙醛。形成的乙醛进入微粒体内经乙醛脱氢酶（ALDH）作用脱氢转化为乙酸，后者在外周组织中降解为水和 CO_2。在乙醇脱氢转为乙醛、再进而脱氢转化为乙酸过程中，氧化型辅酶 I（NAD）转变为还原型辅酶 I（NADH）。

乙醇对肝损害的机制尚未完全阐明，可能涉及下列多种机制：①乙醇的中间代谢物乙醛是高度反应活性分子，能与蛋白质结合形成乙醛 – 蛋白加合物，后者不但对肝细胞有直接损伤作用，而且可以作为新抗原诱导细胞及体液免疫反应，导致肝细胞受免疫反应的攻击。②乙醇代谢的耗氧过程导致小叶中央区缺氧。③乙醇在 MEOS 途径中产生活性氧对肝组织的损害。④乙醇代谢过程消耗 NAD 而使 NADH 增加，导致依赖 NAD 的生化反应减弱而依赖 NADH 的生化反应增高，这一肝内代谢的紊乱可能是导致高脂血症和脂肪肝的原因之一。⑤肝脏微循环障碍和低氧血症，长期大量饮酒病人血液中酒精浓度过高，肝内血管收缩、血流减少、血流动力学紊乱、氧供减少，以及酒精代谢氧耗增加，进一步加重低氧血症，导致肝功能恶化。

影响酒精性肝病发生和进展的危险因素有以下几种：①饮酒量与饮酒年限：酒精造成的肝损伤是有阈值效应的，即达到一定的饮酒阈值，就会大大增加肝损风险。一般而言，平均每天摄入乙醇 80g 达 10 年以上会发展为酒精性肝硬化，短期反复大量饮酒可发生酒精性肝炎。②酒精饮料种类：饮用啤酒或白酒比葡萄酒更容易引起酒精性肝病，饮用高度烈性酒比其他酒引起肝损伤的风险更大。③饮酒方式：空腹饮酒较伴有进餐的饮酒方式造成的肝损伤更大。④性别：同样乙醇摄入量女性比男性易患酒精性肝病，与女性体内 ADH 含量较低有关。⑤种族与遗传易感因素：被认为与酒精性肝病的发生密切相关，但具体的遗传标记尚未确定。日本人和中国人 ALDH 的同工酶有异于白种人，其活性较低，饮酒后血中乙醛浓度很快升高而产生各种酒后反应，对继续饮酒起到自限作用。⑥营养状况：维生素缺少如维生素 A 的缺少或者维生素 E 水平的下降，可能潜在加重肝脏疾病。多不饱和脂肪酸的饮食可促使酒精性肝病的进展，而饱和脂肪酸对酒精性肝病起到保护作用。⑦肥胖：肥胖或体重超重可增加酒精性肝病进展的风险。⑧肝炎病毒感染：肝炎病毒与酒精对肝脏损害起协同作用，在肝炎病毒感染基础上饮酒，或在酒精性肝病基础上并发乙型肝炎病毒（HBV）或丙型肝炎病毒（HCV）感染，都可加速肝病的发生和发展。

三、病理学

酒精性肝病病理学改变主要为大泡性或大泡性为主、伴小泡性的混合性肝细胞脂肪变性。根据病变肝组织是否伴有炎症反应和纤维化，可分为单纯性脂肪肝、酒精性肝炎、肝纤维化和肝硬化。

（一）单纯性脂肪肝

依据肝细胞脂肪变性占据所获取肝组织标本量的范围，分为 4 度（F0 ~ F4）。F0 < 5% 肝细胞脂肪变；F1 5% ~ 33% 肝细胞脂肪变；F2 33% ~ 66% 肝细胞脂肪变；F3 66% ~ 75% 肝细胞脂肪变；F4 75% 以上肝细胞脂肪变。

（二）酒精性肝炎和肝纤维化

酒精性肝炎的脂肪肝程度与单纯性脂肪肝一致，分为 4 度（F0 ~ F4），依据炎症程度分为 4 级（G0 ~ G4）：G0 无炎症；G1 腺泡 3 带呈现少数气球样肝细胞，腺泡内散在个别点灶状坏死和中央静脉周围炎；G2 腺泡 3 带明显气球样肝细胞，腺泡内点灶状坏死增多，出现 Mallory 小体，门管区轻至中度炎症；G3 腺泡 3 带广泛的气球样肝细胞，腺泡内点灶状坏死明显，出现 Mallory 小体和凋亡小体，门管区中度炎症伴和（或）门管区周围炎症；G4 融合性坏死和（或）桥接坏死。

依据纤维化的范围和形态，肝纤维化分为 4 期（S0 ～ S4）:S0 无纤维化；S1 腺泡 3 带局灶性或广泛的窦周/细胞周纤维化和中央静脉周围纤维化；S2 纤维化扩展到门管区，中央静脉周围硬化性玻璃样坏死，局灶性或广泛的门管区星芒状纤维化；S3 腺泡内广泛纤维化，局灶性或广泛的桥接纤维化；S4 肝硬化。

酒精性肝病的病理学报告需包括肝脂肪变程度（F0 ～ F4）、炎症程度（G0 ～ G4）、肝纤维化分级（S0 ～ S4）。

（三）肝硬化

肝小叶结构完全毁损，代之以假小叶形成和广泛纤维化，大体为小结节性肝硬化。根据纤维间隔有否界面性肝炎，分为活动性和静止性。

四、临床表现

病人的临床表现因饮酒的方式、个体对乙醇的敏感性以及肝组织损伤的严重程度不同而有明显的差异。症状一般与饮酒的量和酗酒的时间长短有关，病人可在长时间内没有任何肝脏的症状和体征。

酒精性脂肪肝一般情况良好，常无症状或症状轻微，可有乏力、食欲不振、右上腹隐痛或不适。肝脏有不同程度的肿大。

酒精性肝炎临床表现差异较大，与组织学损害程度相关。常发生在近期（数周至数月）大量饮酒后，出现全身不适、食欲不振、恶心、呕吐、乏力、肝区疼痛等症状。可有发热（一般为低热），常有黄疸，肝大并有触痛。严重者可并发急性肝衰竭。

酒精性肝硬化发生于长期大量饮酒者，其临床表现与其他原因引起的肝硬化相似，可以门脉高压为主要表现。可伴有慢性酒精中毒的其他表现如精神神经症状、慢性胰腺炎等。

五、辅助检查

（一）实验室检查

酒精性脂肪肝可有血清天门冬氨酸氨基转移酶（AST）、丙氨酸氨基转移酶（ALT）轻度升高。酒精性肝炎具有特征性的酶学改变，即 AST 升高比 ALT 升高明显，AST/ALT ＞ 2 有助于酒精性肝病的诊断，但是 AST 水平＞ 500U/L 或者 ALT ＞ 200U/L 通常不认为是酒精性肝炎，应考虑是否合并有其他原因引起的肝损害。γ– 谷氨酰转肽酶（GGT）是在大规模流行病学调查中应用较广泛的一个肝酶指标，但缺少较好的特异性和敏感性，但若结合其他生物标记物，GGT 可以作为酒精性肝损伤一个较好的诊断指标，GGT 和平均红细胞容积（MCV）的结合可以改善诊断的敏感性。缺糖转铁蛋白（CDT）被认为是诊断酒精性肝病比较理想的指标，但敏感性和特异性有限，其测试也受其他因素影响（如年龄、性别、BMI 和别的慢性肝病）。

（二）影像学检查

B 型超声检查可见肝实质脂肪浸润的改变，多伴有肝脏体积增大。CT 检查可准确显示肝脏形态改变及分辨密度变化。重度脂肪肝密度明显降低，肝脏与脾脏的 CT 值之比＜ 1，诊断准确率高。影像学检查有助于酒精性肝病的早期诊断。发展至酒精性肝硬化时各项检查发现与其他原因引起的肝硬化相似。

（三）病理学检查

肝活组织检查是肝脏疾病诊断的金标准，是确定酒精性肝病及分期分级的可靠方法，是判断其严重程度和预后的重要依据。基于病人的一些无创伤检查，如果对酒精性肝病病人治疗方案评估上不需要更进一步了解，通常没有必要做病理诊断；如果是一个研究性治疗或治疗相关的风险考虑，风险 – 利益上考量活组织检查可以提供一些依据。

六、诊断

（一）诊断需满足以下条件

（1）有长期饮酒史，一般超过 5 年，折合乙醇量男性 ≥ 40g/d，女性 ≥ 20g/d，或 2 周内有大量饮酒史，折合乙醇量＞ 80g/d。但应注意性别，遗传易感性等因素的影响。乙醇量（g）换算公式 = 饮酒量（mL）× 乙醇含量（%）×0.8。

（2）临床症状为非特异性，可无症状，或有右上腹胀痛、食欲不振、乏力、体重减轻、黄疸等；随着病情加重，可有神经精神症状和蜘蛛痣、肝掌等表现。

（3）AST、ALT、GGT、总胆红素（TBIL）、凝血酶原时间（PT）、MCV 和 CDT 等指标升高，其中 AST/ALT＞2、GGT 升高、MCV 升高为酒精性肝病的特点，而 CDT 测定虽然特异但临床未常规开展。禁酒后这些指标可明显下降，通常 4 周内基本恢复正常（但 GGT 恢复较慢），有助于诊断。

（4）肝脏 B 超或 CT 检查有典型表现。

（5）排除嗜肝病毒现症感染以及药物、中毒性肝损伤和自身免疫性肝病等。

符合第 1、第 2、第 3 项和第 5 项或第 1、第 2、第 4 项和第 5 项可诊断酒精性肝病；仅符合第 1、第 2 项和第 5 项可疑诊酒精性肝病。符合第 1 项，同时有病毒性肝炎现症感染证据者，可诊断为酒精性肝病伴病毒性肝炎。

（二）符合酒精性肝病临床诊断标准者

其临床分型诊断如下：

1. 轻症酒精性肝病

肝脏生物化学指标、影像学和组织病理学检查基本正常或轻微异常。

2. 酒精性脂肪肝

影像学诊断符合脂肪肝标准，血清 ALT、AST 或 GGT 可轻微异常。

3. 酒精性肝炎

酒精性肝炎是短期内肝细胞大量坏死引起的一组临床病理综合征，可发生于有或无肝硬化的基础上，主要表现为血清 ALT、AST 升高和血清总胆红素（TBIL）明显增高，可伴有发热、外周血中性粒细胞升高。重症酒精性肝炎是指酒精性肝炎病人出现肝功能衰竭的表现，如凝血机制障碍、黄疸、肝性脑病、急性肾功能衰竭、上消化道出血等，常伴有内毒素血症。

4. 酒精性肝硬化

有肝硬化的临床表现和血清生物化学指标的改变。

（三）酒精性肝病评估系统

治疗方案的制定取决于病人病情的正确评估。酒精性肝病严重程度及存活率主要有以下 3 种方法：Child–0Pugh 积分系统、Maddery 判别函数（MDF）、MELD 分级。Maddery 判别函数被用于分析病人病情的严重程度，Maddery 判别函数：MDF=4.6×PT（s）差值 +TBIL（mg/dL）。病人的得分大于或等于 32 时，死亡风险程度最高，一个月的死亡率高达 30%～50%。MELD ＞ 11 也被用于预测病人预后差的指标。

七、治疗

酒精性肝病的治疗原则是：戒酒和营养支持，减轻酒精性肝病的严重程度；改善已存在的继发性营养不良和对症治疗酒精性肝硬化及其并发症。

（一）戒酒

戒酒是治疗酒精性肝病的最主要措施。戒酒过程中应注意防治戒断综合征。如仅为酒精性脂肪肝，戒酒 4～6 周后脂肪肝可停止进展，最终可恢复正常。彻底戒酒可使轻、中度的酒精性肝炎临床症状、血清转氨酶升高乃至病理学改变逐渐减轻，而且酒精性肝炎、纤维化及肝硬化病人的存活率明显提高。但对临床上出现肝功能衰竭表现（凝血酶原时间明显延长、腹水、肝性脑病等）或病理学有明显炎症浸润或纤维化者，戒酒未必可阻断病程发展。

（二）营养支持

长期嗜酒者，酒精取代了食物所提供的热量，故蛋白质和维生素摄入不足引起营养不良。所以酒精性肝病病人需要良好的营养支持，在戒酒的基础上应给予高热量、高蛋白、低脂饮食，并补充多种维生素（如维生素 B、维生素 C、维生素 K 及叶酸）。

（三）药物治疗

糖皮质激素治疗酒精性肝病的作用机制是抑制细胞因子，阻断炎症发生的途径。副作用主要有中、高剂量的激素造成伤口难以愈合，并增加对感染的易感性。这些副作用及治疗效果的不确定性，导致许多临床医师不愿意使用激素。MDF ≥ 32，且没有消化道出血和感染症状，可考虑应用糖皮质激素，出现肝性脑病者更支持使用激素。

美他多辛可加速酒精从血清中清除，有助于改善酒精中毒症状和行为异常。美他多辛对氧自由基导致的损伤具有保护作用，能增加还原型谷胱甘肽的水平，减少脂质过氧化导致的肝脏损伤，对维持肝脏及全身的氧化还原反应的动态平衡具有重要作用。

S-腺苷蛋氨酸治疗可改善酒精性肝病病人的临床症状和生物化学指标。多烯磷脂酰胆碱对酒精性肝病病人有防止组织学恶化的趋势。甘草酸制剂、水飞蓟宾类和多烯磷脂酰胆碱和还原型谷胱甘肽等药物有不同程度的抗氧化、抗感染、保护肝细胞膜及细胞器等作用，临床应用可改善肝脏生化学指标。双环醇治疗也可改善酒精性肝损伤。但不宜同时应用多种抗炎保肝药物，以免加重肝脏负担及因药物间相互作用而引起不良反应。

（四）抗肝纤维化

酒精性肝病病人肝脏常伴有肝纤维化的病理改变，故应重视抗肝纤维化治疗。目前有多种抗肝纤维化中成药或方剂，目前尚缺乏高质量的临床证据。今后应根据循证医学原理，按照新药临床研究规范进行大样本、随机、双盲临床试验，并重视肝组织学检查结果，以客观评估其疗效和安全性。

（五）并发症处理

积极处理酒精性肝硬化的并发症，如门静脉高压、食管胃底静脉曲张、自发性细菌性腹膜炎，肝性脑病和肝细胞肝癌等。

（六）肝移植

严重酒精性肝硬化病人可考虑肝移植，但要求病人肝移植前戒酒 3 ~ 6 个月，并且无严重的其他脏器的酒精性损害。

八、预后

酒精性脂肪肝一般预后良好，戒酒后可完全恢复。酒精性肝炎如能及时戒酒和治疗，大多可恢复，主要死亡原因为肝功能衰竭。若不戒酒，酒精性脂肪肝可直接或经酒精性肝炎阶段发展为酒精性肝硬化。

第五章　胆胰疾病及治疗

第一节　急性胆囊炎

一、概述

急性胆囊炎是细菌感染、化学刺激及胆囊缺血等原因引起的胆囊急性炎症。急性胆囊炎有急性结石性胆囊炎和急性非结石性胆囊炎。以胆囊炎的临床病理学特征进行分类，急性胆囊炎可分为急性单纯性胆囊炎、急性化脓性胆囊炎、急性坏疽性胆囊炎和胆囊穿孔4种类型。

病因及发病机制如下：

(1) 胆囊结石：结石梗阻 / 嵌顿于胆囊管或胆囊颈，损伤胆囊颈部黏膜，致局部水肿、炎性改变，从而导致胆囊炎，甚至坏死。

(2) 细菌感染：可由全身感染或局部病灶之病菌经血行、淋巴、胆道、肠道，或邻近器官炎症扩散等途径侵入，或寄生虫的侵入及其带入的细菌，致病菌主要为革兰阴性杆菌，以大肠埃希菌最为常见，其他致病菌还有肠球菌、绿脓杆菌、厌氧菌等。

(3) 胆汁中高浓度的胆盐或胰液反流进入胆囊，具有活性的胰酶，均可刺激胆囊壁发生明显炎症变化。

(4) 血管因素：由于严重创伤、烧伤、休克、多发骨折、大手术后等因血容量不足、血管痉挛，血流缓慢，使胆囊动脉血栓形成，致胆囊缺血坏死，甚至穿孔。

(5) 其他：食物过敏、糖尿病、结节性动脉周围炎、恶性贫血等，可能与胆囊炎发病有关。

二、诊断

1.临床表现

（1）症状。①胆绞痛：典型发作过程是右季肋部或上腹部突发性绞痛或持续性剧痛阵发性加重，疼痛常放射至右肩胛下区，于进食脂肪餐或饱食后发生；患者辗转不安，常伴有恶心、呕吐、厌食等。②部分患者可有轻度黄疸，提示可能同时存在胆总管梗阻（有胆总管结石或胆囊颈压迫所致胆总管扩张梗阻–Mimzi's综合征可能）。③多数患者有中等度发热，可有寒战、纳差、腹胀。④当有胆囊坏死、穿孔时可出现高热、寒战、腹痛加剧，严重者可出现烦躁、谵妄，甚至昏迷、休克等表现。

（2）体征。①右上腹压痛，Murphy征阳性，可有肌紧张和反跳痛，30%～50%患者可触及肿大胆囊。②部分患者可有巩膜黄染。③当出现脉搏加速、呼吸加快、血压下降及弥漫性腹膜炎等表现时，提示病情加重，有发生胆囊坏疽或穿孔可能。

2.实验室检查

（1）血白细胞：总数及中性粒细胞数增高，可出现核左移。

（2）血总胆红素可升高。

（3）血清淀粉酶：当伴发胰腺炎时可升高。

3.辅助检查

（1）B型超声波检查：有确诊意义，可确定有无结石存在，表现为胆囊内强回声及后方的声影；胆囊增大、胆囊壁水肿而呈"双边"征，严重者出现胆囊周围渗液或包裹性积液。

（2）腹部CT检查：对B超检查后仍不能明确诊断者有帮助。适用于了解胆系肿瘤，是否合并胰腺病变，及胆总管下段有无结石等。

（3）磁共振及胰胆道成像（MRI+MRCP）：适用于伴有梗阻性黄疸的患者，了解有无胆总管梗阻及梗阻原因。

三、治疗

积极地保守治疗为主，控制病因与改善症状，尽可能避免急诊手术。

1. 禁食

必要时行胃肠减压，静脉补充液体和电解质，合理的能量支持。

2. 应用解痉止痛药

如山莨菪碱、丁溴东莨菪碱等；镇痛剂使用需注意勿掩盖病情变化，以免遗漏胆囊穿孔诊断。

3. 抗生素

主要选择针对革兰阴性杆菌和厌氧菌的抗生素，如头孢曲松、头孢哌酮舒巴坦、喹诺酮类、甲硝唑等抗菌药物。

4. 其他治疗

对于有糖尿病的患者要注意控制血糖，纠正酮症。急性期慎用利胆药。

5. 手术治疗

（1）急性胆囊炎胆囊结石是胆囊切除术的适应证。可依患者情况选择腹腔镜下手术或开腹手术。如患者全身状况允许，可行胆囊切除术，应争取应用抗生素等手段使胆囊炎症得到有效控制，症状缓解，待炎症吸收消退后择期手术。

（2）胆囊造瘘术：如患者病情危重，手术条件差，胆囊炎症重，非手术效果欠佳，可选择该术式，以引流为主，使炎症进展得到遏制。

（3）如胆囊穿孔，胆囊周围积脓，炎性包裹及粘连较重，可切开引流，控制炎症。

6. 并发症治疗

如急性胆囊炎同时合并胆总管结石、胆总管梗阻，可同时行 ERCP 十二指肠乳头切开取石或者术中胆总管切开取石。

第二节　慢性胆囊炎

一、概述

慢性胆囊炎是胆囊的慢性炎性病变，是急性胆囊炎反复发作的结果。胆囊结石是引起慢性胆囊炎的主要原因，由于胆囊结石引起胆囊长期反复发作炎症，导致胆囊功能减退，甚至完全丧失功能。无结石的慢性胆囊炎患者在国人中也不少见，是由于胆固醇的代谢发生紊乱，而致胆固醇沉积于胆囊的内壁上，引起胆囊慢性炎症。

二、诊断

1. 临床表现

（1）症状：多数表现为胆源性消化不良，厌油腻食物，上腹部饱胀、不适，嗳气，胃部灼热等；部分患者表现为间歇发作的右上腹或右季肋处隐痛，有时放射至右肩胛下、右腰部。结石梗阻胆囊管时，可呈胆囊炎急性发作，但当结石移动、梗阻解除，疼痛即迅速好转。

（2）体征：查体可无阳性体征。部分患者右上腹肋缘下或剑突下有轻压痛，或压之有不适感；胆囊管慢性梗阻所致胆囊积液者可扪及肿大的胆囊。

2. 辅助检查

（1）B 型超声波检查：超声波检查是慢性胆囊炎的基础诊断方法和重要手段，除了可探查出胆囊结石和沉积物、胆囊外形改变外，还可观察胆囊壁有无毛糙、增厚等征象，亦可间接测评胆囊收缩功能。

（2）核素胆囊显像检测胆囊收缩功能较为准确，如不显像也可佐证胆囊炎可能。

（3）CT 检查：作为鉴别诊断的手段，优于 B 超检查。尤其对于胆囊壁明显增厚的病例可用以与胆囊癌相鉴别。

三、治疗

1. 非手术治疗

针对一些有胆囊结石的慢性胆囊炎可以限制脂肪类饮食、口服利胆药物和溶石药（如熊去氧胆酸）治疗。

2. 手术治疗

大部分伴有胆囊结石的慢性胆囊炎需手术治疗；无结石的慢性胆囊炎如症状长期存在不易缓解且胆囊功能减退或消失也应选择手术治疗。

（1）胆囊切除术：适合于长期有临床症状、胆囊功能减退或消失、伴有或不伴有胆囊结石的慢性胆囊炎；慢性胆囊炎有恶变者，可采用腹腔镜下胆囊切除；如胆囊与周围粘连较重，萎缩和界限欠清的胆囊炎，或者有腹腔镜手术禁忌的患者则行开腹胆囊切除术。

（2）腔镜下或腹部小切口胆囊切开取石（保留胆囊）手术：该手术适用于胆囊功能较好，胆囊内结石少的患者，但有结石再发生及结石残留可能，也有术中造成结石排入胆总管造成胆总管梗阻或胆道感染的风险。

第三节　胆石症

一、概述

胆石症指胆囊、胆管等胆道系统的任何部位发生结石的疾病。本病随着年龄的增长发病率也增高，在同一年龄组中，女性患者发病率高于男性。目前主要以结石剖面结构和结石化学成分为基础分为胆固醇结石、胆色素结石及混合性结石。胆固醇结石质较硬，多发生在胆囊内，80%以上的胆囊结石为胆固醇结石。胆固醇结石的形成，主要是由于肝细胞合成的胆汁中胆固醇处于过饱的状态，以及胆汁中的蛋白质促胆固醇晶体成核作用，另外应归因于胆囊运动功能损害，它们共同作用，致使胆汁淤滞，促发胆石形成；胆色素结石多似泥沙状，好发于胆管系统，以肝内胆管较多见，细菌感染是原发性胆管结石形成的主要原因；混合性结石含钙较多，其剖面呈层状，可位于胆囊或胆管内。若按结石部位可分为胆囊结石，肝内、肝外胆管结石等类型。

二、诊断

根据患者的病史、临床表现、体征及辅助检查等一般可做出诊断。

（一）临床表现

胆石症的三大主要症状是腹痛、发热与黄疸，临床表现常因患者胆结石发生的部位不同，而有所差异。

1.胆囊结石

临床症状多与结石的大小、部位，是否有梗阻、伴发炎症等因素有关。

①单发胆囊结石，多无症状。②当胆囊结石嵌顿于胆囊颈部、胆囊管时，可出现胆绞痛，当结石排入胆总管时，也可出现胆绞痛。疼痛多表现为右上腹、中上腹绞痛，疼痛向腰背部、右肩部、肩胛部放射，可伴有大汗，部分患者有恶心、呕吐等。疼痛一般呈阵发性，可持续 1～2h，若持续 6h 以上不缓解，多考虑有继发急性胆囊炎的可能。若结石嵌顿时间过长，胆囊内的胆汁由于出口受阻而淤滞，使内压增高，部分炎性介质参与使其黏膜损伤，若压迫到动脉可引致胆囊的坏死或穿孔。③发热：部分可伴有发热。④体检时，上腹部压痛，反跳痛，可有 Murphy 征阳性。

2. 肝外胆管结石

胆管结石可来自胆囊，亦可原发于胆管。多有症状，主要为胆道梗阻及继发胆道感染，部分患者可有：①胆绞痛：表现为右上腹、中上腹绞痛，疼痛可向腰背部、右肩部、右肩胛部放射。②发热：可伴有发热。③黄疸：黄疸的深浅与嵌顿程度有关。④体检时，右上腹压痛，肝区叩痛。

3. 肝内胆管结石

结石原发于左右肝管分叉以上处，临床表现常因结石出现部位不同而有所差异，散在于肝内胆管的小结石腹痛可不明显。

（1）右上腹疼痛：急性发作时，可有肝区疼痛，多呈持续性，常放射至右肩和右肩胛区。

（2）发热或黄疸：当结石引起局部梗阻及继发胆道感染时，部分患者可有一过性发热及黄疸。

（3）体检时，可有肝大，局部有压痛。若结石排入胆总管，其临床表现与肝外胆管结石相同。

4. Mirizzi 综合征

当结石在胆囊颈部或胆囊管嵌顿使胆总管、肝总管出现狭窄或梗阻时，可并发胆管炎、黄疸及肝功能损害。

5. Charcot 征

当结石阻塞胆管且继发有胆管炎时，可出现胆绞痛、发热寒战及黄疸三联征，重者可有全身的感染或感染性休克。

（二）辅助检查

1. B 超检查

B 超是最基本、最重要的检查，对直径大于 2mm 的结石确诊率高，可显示为强回声光团，后方伴声影。

（1）胆囊结石：超声表现为胆囊内单个或多个实性强回声的光团，随体位可动，后方可有结石声影。

（2）肝外胆管结石：超声表现可为肝外胆管有不同程度的扩张，有时其强回声的光团不易动，其后方伴声影，与胆管壁分界清。

（3）肝内胆管结石：超声表现为肝内出现单个或多个强回声的光团或索条状光带，后方可有声影，若结石阻塞远端小胆管可显示为囊状、小管状或多叉样的扩张，可有胆管增厚、回声增强、肝实质不均匀增粗。由于 B 超是无创、经济、可重复的检查手段，常作为诊断胆囊结石的首选方法。

2. 胆囊造影

口服胆囊造影法，可显示出胆囊阴性结石以及了解胆囊的大小、形状及收缩功能。胆囊造影法诊断胆囊结石准确率有 60%，目前，此法较少用。对肝内胆管结石并胆管梗阻者也不宜采用此方法。

3. 经内镜逆行性胆胰管造影（ERCP）

应用十二指肠镜插入至十二指肠降段，通过十二指肠乳头开口处插管，并经该导管逆行注入造影剂使胆管及胰管在 X 线下显影的技术，可以确定胆管远端梗阻的部位和原因。ERCP 是目前诊断胆总管结石准确性最高的方法之一，在检查诊断的同时可行内镜下的治疗。对于年轻女性、复发性胰腺炎、胆管直径小于 5mm、Oddi 括约肌功能障碍等多种危险因素并存的患者，尽量避免诊断性 ERCP，而用 MRCP 或 CT 协助。

4. 磁共振胰胆管造影（MRCP）

磁共振胰胆管造影是利用磁共振成像技术使胰胆管显影，胆结石在磁共振胰胆管成像时表现为充盈缺损。MRCP 检查具有无创伤、无须造影剂、无须插管等优点，可以显示肝内胆管，检出结石的敏感性较高，对于肝内胆管结石的诊断，MRCP 检查是最理想的方法之一。目前，MRCP 成为胰胆管系统疾病诊断的首选方法。

5. 经皮肝穿刺胆道造影（PTC）

经穿刺针直接将胆道造影剂注入肝内胆管，能清晰地显示胆道系统的情况，可了解胆管内病变的部位、程度以及范围，有助于黄疸的鉴别。此方法用于肝内外胆管结石的定位，对于胆管有无梗阻的判断有重要价值，临床上逐渐替代静脉胆道造影。但 PTC 是一种损伤性检查方法，可能会出现胆汁外漏、出血、气胸及急性胆管炎等并发症，主要并发症是胆汁性腹膜炎和腹腔内出血。

6. 电子计算机 X 射线断层扫描（CT）

胆结石在 CT 检查中，可表现为高、中或低密度，为单发或多发，高密度结石多为胆色素结石，CT 值 50 Hu 以上，低密度结石多为胆固醇结石，CT 值在 40 Hu 以下。胆管结石可有胆管内异常密度的占位显示，有胆管扩张。

7. 超声内镜（EUS）

EUS 检查是将微型高频超声探头安置在内镜前端，是一种很有价值的非介入性诊断手段，采用微细超声探头，能通过普通胃镜活检孔插入到十二指肠乳头开口及胆总管或胰管内进行管腔内超声内镜检查。EUS 在胆总管结石诊断方面，不论胆管是否扩张，不论结石大小，都明显优于 B 超和 CT，尤其是小结石的诊断，而比 ERCP 更少侵袭性，更安全。

8. 术中或术后直接胆道造影

胆道手术中可用胆囊穿刺法、经胆囊管插管法、胆总管穿刺法，可经胆囊管或直接穿刺胆总管，注入造影剂，显示肝内、肝外胆管影像，可显示胆管有无结石影及胆管有无狭窄，以决定是否需要探查胆总管。若术前未行 ERCP 或 PTC，则术中胆道造影很有必要。术毕在拔除 T 形管前，行 T 管逆行胆道造影，可了解胆道有无残余结石影及有无狭窄或梗阻。术中胆道造影的价值在于造影正常可避免不必要的胆总管切开，减少胆道残余结石率，正确判断胆道解剖关系，避免胆道损伤。

9. 胆道镜

在胆道手术中，从探查胆总管的切口处插入胆道镜，观察胆总管下端有无结石等，可了解胆总管下端出口的方位及形态，将胆道镜向上导入肝内，观察肝内胆管有无结石等情况。术后可经 T 管或皮下空肠盲袢等插入胆道镜观察胆管内有无狭窄、梗阻或残余结石等情况。胆道镜在诊断方面的优点是能够直视胆管内部真实面貌，并对可疑病灶取活体组织以行病理确诊。

（三）实验室检查

当胆石症患者有胆道梗阻及并发胆道感染时，则胆红素代谢、血清酶学、肝功能等表现为异常。一般出现血白细胞计数、胆红素升高，常伴过性ALT、AST升高，AKP、γ-GT亦升高，若并发急性胰腺炎时，血、尿淀粉酶可升高。

（四）诊断依据

部分胆囊结石患者可无症状，在体检B超时被发现系胆囊结石而做出诊断。而部分患者有上腹痛，结合B超或CT可做出诊断。因胆总管结石诊断较为困难，B超或CT诊断的敏感性较低，若行MRCP或EUS可明确诊断。疑胆总管结石并有感染者，可行ERCP以明确诊断并治疗。

三、鉴别诊断

1. 先天性胆总管扩张

由于胆总管扩张、胆管远端狭窄并继发感染，可有右上腹疼痛、恶心呕吐、黄疸、发热等，与胆石症相似，行B超检查易做出鉴别诊断；通过ERCP术，可显示出扩张的胆总管。

2. 急性胰腺炎

有上腹部疼痛，伴恶心呕吐或黄疸，症状有时类似胆石症。本病可有血、尿淀粉酶升高，行B超检查有助于鉴别诊断。

3. 消化性溃疡并穿孔

胃、十二指肠溃疡穿孔的早期症状可类似于胆石症，表现为右上腹部剧烈疼痛，其腹痛范围较大，行腹部平片和腹腔穿刺术有助于明确诊断。

4. 急性肠梗阻

可有腹痛、恶心、呕吐或大便秘结，可与胆石症相鉴别。但急性肠梗阻有腹胀、肠鸣音高调或气过水音，腹部X线平面可见肠管积气及气液平面。

5. 肝脓肿

可有右肝区痛、发热及消化道症状，可类似胆石症。但肝脓肿的发热及寒战较为突出，有比较明显的全身消耗症状，B 超检查有助于鉴别诊断。

6. 胆道蛔虫症

常表现为突然发作的上腹部剧烈绞痛，可伴有钻顶感，间歇期可不痛，腹部柔软而疼痛不明显。

7. 右侧肾结石

常表现为肾绞痛，疼痛常自腰部或腹部开始，向大腿内侧或外生殖器放射，伴有排尿困难及血尿等症状，B 超检查有助于鉴别诊断。

8. 高位急性阑尾炎

右上腹疼痛或伴恶心、呕吐、发热。但高位阑尾炎的腹痛可能先始于上腹或中腹，右下腹也常有压痛，B 超检查有助于鉴别诊断。

9. 胰头癌、胆管癌及壶腹周围癌

以梗阻性黄疸为主要表现，黄疸呈进行性，超声显示无回声，CT、MRCP、ERCP 等可显示为胆管局部受浸润而狭窄。

10. 黄疸型肝炎

胆石症合并感染时多数病例有黄疸及丙氨酸转氨酶升高，在起病初期，尤其是在肝炎的病原学诊断未确立之前及病因未明的肝炎，临床上易与黄疸型肝炎相混淆，通过肝炎的有关病原学检验，B 超检查等有助于鉴别诊断。

11. 急性心肌梗死

其疼痛有时可放射至右上腹或中上腹，血液检查有心肌酶谱的升高，心电图检查见异常 Q 波，ST 段抬高、T 波倒置等有助于鉴别诊断。

四、治疗

（一）消炎利胆，解痉对症治疗

胆石症合并急性炎症时应卧床休息，禁食，必要时胃肠减压，静脉输液，补充维生素及电解质等。腹痛剧烈可用解痉止痛剂如硝酸甘油、阿托品或哌替啶等，一般禁用吗啡，它可使 Oddi 括约肌痉挛而增加胆管内的压力。消炎药可用头孢类、甲硝唑、奥硝唑等，可视血或胆汁培养及药物敏感试验情况应用抗生素。

若胆道无明显梗阻，可用分泌性利胆药，如茴三硫（国嘉胆维他）

25mg，3 次 /d，可促进胆汁分泌增多。

（二）胆结石的非手术疗法

1. 口服药物溶石疗法

口服药物溶石并不能溶解所有的结石，对胆固醇结石有效，溶石治疗的药物有鹅去氧胆酸及其衍生物熊去氧胆酸，Rowachol，Pravastatin，Lovastatin。适应证为：①胆囊结石直径在 15mm 以下。②胆囊结石为含钙较少的 X 线可透过的胆固醇结石。③胆囊管通畅，胆囊功能良好。④患者肝脏功能正常。⑤无妊娠；老年或其他疾病不能耐受手术的患者。禁忌证为胆结石伴有明显的胆绞痛、发热与黄疸等临床表现的患者，胆囊功能异常者，妊娠患者。

（1）鹅去氧胆酸（CDCA）：口服鹅去氧胆酸后，胆汁酸池可扩大，肝脏分泌胆固醇减少，胆囊内胆汁中胆固醇转为非饱和状态，使胆囊内胆固醇结石有可能得到溶解或消失。但该药对肝脏有一定的毒性反应，如谷丙转氨酶可升高，可有腹泻。常用剂量为每日 10 ~ 15mg/kg，分 3 ~ 4 次，于日间及睡前服用。

（2）熊去氧胆酸（UDCA）：口服熊去氧胆酸使胆汁中胆汁酸组分变化，可抑制 HMG-CoA 还原酶的活性，使胆固醇分泌减少，还可使胆固醇与卵磷脂耦合形成多层的微脂粒，以液晶相方式溶解胆固醇，其溶解胆固醇能力较强。其溶石作用强于鹅去氧胆酸，不良反应少于鹅去氧胆酸。常用剂量为每日 8 ~ 13mg/kg，分 3 ~ 4 次，于日间及睡前服用。

（3）乐活可：口服乐活可后，胆汁中胆固醇饱和指数下降，利于胆固醇结石溶解，也可抑制 HMG-CoA 还原酶的活性，其单独应用效果欠佳，若与鹅去氧胆酸或熊去氧胆酸合用，则有较好效果。

（4）他汀类：为 HMG-CoA 还原酶抑制剂，可抑制胆固醇的合成，对胆固醇结石有溶解作用。可用洛伐他汀 20mg，1 ~ 2 次 /d；普伐他汀 20mg，1 ~ 2 次 /d；辛伐他汀 10 ~ 40mg，1 ~ 2 次 d；氟伐他汀 20 ~ 40mg，1 ~ 2 次 /d。不良反应有胃肠道症状、失眠、皮疹和转氨酶增高等。

治疗期间每半年做 B 超或口服胆囊造影 1 次，以了解结石的溶解情况。由于此种溶石治疗的药物有一定的不良反应，服药时间长，如停药后 3 个月，胆汁中胆固醇又将重新变为过饱和状态，结石可复发；若结石溶解后突然停药，约 50% 患者的结石可复发。一般 6 个月至 4 年可有复发。

2. 直接接触溶石法

将溶石治疗的药物直接注入结石局部，行灌注治疗溶石。常采用的有经皮经肝胆管插管或经肝胆囊插管方法、经鼻胆管灌注治疗、经 T 形管灌注治疗，可用于胆管结石。

最早使用的药物有胆酸钠、肝素、乙醚、氯仿等，因不良反应大而未广泛应用，目前采用的溶石药物因胆固醇结石及胆色素结石的成分不同而有以下几种。

（1）可溶解胆固醇结石的药物。①单辛酸甘油酯：主要用于胆管残余结石的治疗，溶石较慢，需数天到数周，主要不良反应为腹痛、恶心、呕吐或腹泻等。②甲基叔丁醚（MTBE）：快速的胆固醇溶解剂，溶石能力较单辛酸甘油酯强。MTBE 有较多不良反应：进入十二指肠可引起十二指肠炎、溃疡或出血；进入血液可引起全身毒性，如嗜睡、恶心、呕吐等，重者可有低血压、溶血、肾功能损害等。甲基叔丁醚可使橡胶制品或导管溶解或软化，故不用橡胶类管。③丙酸乙酯：丙酸乙酯对肠黏膜的毒性小于甲基叔丁醚，溶石效果优于甲基叔丁醚。

（2）可溶解胆色素结石的药物。①二甲基亚砜：是胆色素结石的主要溶解剂，未发现明显不良反应。②依地酸钠（EDTA）复合溶液：依地酸钠能结合胆色素结石中的钙镁等多种金属离子，与胆红素结石形成可溶性复合物，分解胆石中的糖蛋白网状物质，使胆色素结石崩解，对人体无明显毒性，胃肠道只吸收微量，若长期使用可影响微量元素的吸收，常与胆酸、肝素等配合使用。

此类溶石治疗的药物均为溶液，系直接通过各种导管（如 PTCD 导管、T 管等）灌注而进入胆道系统，起溶石作用，不能口服，其效果不尽相同。

（三）胆结石的碎石治疗术

1. 体外冲击波震波碎石（ESWL）

ESWL 方法治疗胆囊结石的主要适应证为胆囊内胆固醇结石，口服胆囊造影显示为阴性结石，结石直径在 12 ~ 15mm 者不超过 3 枚，直径在

25mm 以下者仅 1 枚，胆囊收缩功能正常，通过此法，可使胆囊结石粉碎而排出。其禁忌证为胆囊造影阳性结石，胆囊萎缩、壁厚，胆囊急性炎症，胆囊畸形等使结石不易定位，严重的心、肺、肝、肾等疾病，有妊娠的患者。

ESWL 方法治疗胆管结石的主要适应证为胆管结石手术后残留结石或胆管结石引起腹痛、黄疸等，B 超等检查有胆管结石并予定位；其禁忌证为胆管结石充满，胆管急性炎症，胆管狭窄或畸形。

2. 体内碎石

应用胆道镜，十二指肠镜置管溶石或碎石。

（1）内镜下机械碎石术：通过内镜活检孔插入碎石器，在 X 线下，注意将碎石网篮通过结石处后，打开网篮套住结石，经手柄操作，使网篮夹碎结石并拉出。其适应证为肝外胆管残留或复发性结石，患者胆囊切除不带有 T 管；胆管残留结石，患者胆囊切除术后带有 T 管，T 管窦道未成或 T 管取石失败者；胆管结石患者，胆囊未切除，老年患者、外科手术高危人群，结石伴乳头嵌顿等。机械碎石时，应避免在胰腺段胆管内碎石，而应在胆总管中段进行。

（2）液电碎石术：胆道镜见结石后，在 X 线观察下，使电极接触结石，通过孔道应用盐水使胆道充满，调节碎石机功率使结石碎开。

（3）激光碎石术：胆道镜见较大结石，通过钳口使激光光导纤维对准结石发射使结石碎裂。

（四）胆总管结石的内镜下取石

胆总管结石的内镜下取石包含内镜下十二指肠乳头括约肌切开取石术（EST），内镜下乳头气囊扩张术（EPBD），内镜下鼻胆管引流术（ENBD）。

禁忌证为患者全身状况极差，心、肺、肝、肾及脑部病变或功能衰竭；食管、贲门、幽门或十二指肠球部狭窄，十二指肠镜难以通过者；有严重凝血机制障碍或出血性疾病患者。

EST 是将十二指肠镜插入并观察患者十二指肠乳头及开口，经此插入导管注入造影剂，在 X 线透视下观察胰管、胆管及胆囊显影并拍片，以确定胆总管结石的大小、数量、部位和胆管狭窄程度等，进行十二指肠乳头括约肌切开术。插入乳头切开刀，将切开刀自乳头开口处沿胆总管方向插入并切开乳头，切开后，观察有无胆汁流出，有无结石排出。小于 1cm 的结石可能自行排出，也可用 EPBD 气囊取出；小于 1.5cm 的结石，应用碎石网篮夹碎结石并拉出；大于 1.5cm 的结石，在机械碎石后，应用碎石网篮或气囊取出结石；胆总管的巨大结石，若机械碎石遇到困难，可用 ENBD，行体外冲击波震波碎石，再用取石术。

EPBD 是十二指肠镜进入十二指肠后经乳头向胆总管内插入柱状气囊导管，使气囊充盈，以一定的压力扩张胆总管下段及 Oddi 括约肌，再应用碎石、取石术将胆总管内结石取出。

ENBD 是通过十二指肠镜，将鼻胆管置入胆管适当部位，从患者一侧鼻腔引出，使胆管阻塞处或病变部位胆汁引流至体外的内镜下治疗术。

（五）经皮经肝胆道镜取石（PTCS）

PTCS 是指通过经皮肝穿胆道引流术（PTCD）所形成的窦道，插入胆道镜进行取石治疗的技术。

适应证为上部胆管或胆管末端狭窄，胆总管结石，肝内胆管结石，乳头周围憩室。

禁忌证为化脓性胆管炎，高度黄疸，严重心、肝、肾功能衰竭和大量腹水者，严重凝血机制障碍或出血性疾病患者。经皮经肝胆道镜取石术结石取净率达 80%，严重的胆管狭窄是影响治疗效果的主要因素。

（六）经皮经肝胆囊镜取石

经皮经肝胆囊镜检查（PTCCS）是先在 B 超引导下行经皮经肝胆囊穿刺置管造影、引流术，待瘘道形成，可行胆囊胆道镜检查及取石治疗。

（七）T 管取石术

包含 X 线下经 T 管窦道取石及 T 管胆道镜取石术。行 T 管造影，了解结石的部位、大小、形状与数量，在 X 线监视下，经 T 形管插入导丝，拔出 T 形管，再经导丝插入取石网篮。张开网篮，网住结石后收紧网篮，取出结石，再放置 T 形管进行引流。禁忌证：T 形管道过长、过于弯曲或胆道急性炎症，严重心、肝、肾功能衰竭和大量腹水患者，严重凝血机制障碍或出血性疾病患者。

（八）手术疗法

外科治疗可依患者结石部位不同而采用不同术式。

第四节 急性胰腺炎

一、概述

急性胰腺炎（AP）是指多种病因引起的胰酶激活，继以胰腺局部炎症反应为主要特征，伴或不伴其他器官功能改变的疾病。临床可分为轻症急性胰腺炎（MAP）和重症急性胰腺炎（SAP），前者多呈自限性，预后良好；后者少见，但病情危重。AP的病因众多，常见有胆石症（包括微小结石）、饮酒、高脂血症等，其发病与胰酶的激活、炎症介质的活化、胰腺血液循环紊乱、细胞凋亡等因素密切相关。

二、诊断

1. 临床表现

（1）常因胆石症、大量饮酒或暴饮暴食发病。

（2）症状：突发中上腹持续性疼痛，伴阵发性加剧，可向腰背部放射，弯腰抱膝或前倾坐位时可减轻。伴恶心、呕吐，腹胀及中度以上发热，重症患者可出现休克和多器官功能衰竭。

（3）体征：轻症患者可仅有上腹部轻压痛，重症患者可出现腹膜刺激征，腹水，胁腹部青紫斑（Grey-Turner征），脐周青紫斑（Cullen征）。部分患者可出现黄疸。少数患者可因脾静脉栓塞出现门静脉高压，脾脏肿大。罕见横结肠坏死。胰周脓肿或假性囊肿时上腹部可触及肿块。

2. 实验室检查

（1）血清酶学测定：血清淀粉酶一般在发病后6～12h开始升高，48～72h开始下降，3～5d恢复正常，重症患者持续时间更长。血清脂肪酶常在起病后 24 ～ 72h 开始升高，持续 7 ～ 10d，升高超过 1.5U/mL。血清淀粉酶及脂肪酶活性与疾病严重程度无关。

（2）血清标志物：推荐使用 C- 反应蛋白（CRP），发病 72h 后 CRP > 150mg/L，提示胰腺组织坏死。

（3）周围血象：大部分患者在发病早期出现白细胞计数升高，伴有不同程度的核左移，当白细胞高于 $16×10^9$/L，提示急性重症胰腺炎。部分患者血红蛋白和红细胞计数可下降，出现贫血。

（4）生化检查：暂时性血糖升高常见，无糖尿病患者，持久的空腹血糖高于 10mmol/L，提示预后不良。部分患者胆红素、ALT、AST、LDH、ALP 可升高。血清白蛋白降低亦提示预后不良。急性胰腺炎时常有血清钙的轻度下降，当低于 1.75mmol/L 时提示预后极差。

3. 辅助检查

（1）B 超是诊断胰腺疾病最常用的检查方法，对腺体增大、假性囊肿、胆囊结石、肝外胆管扩张等征象显示较明确，有利于胰腺炎的诊断。但其缺点在于易受肠胀气的影响。

（2）CT 是急性胰腺炎最佳影像学诊断方法，不仅能提供急性胰腺炎的可靠证据，还能显示其继发症，评价病情和估测预后，进行疗效观察等。① CT 平扫：可见胰腺肿大、密度不均、轮廓不清等，还可见胰周的炎性渗液及腹腔积液。② CT 增强扫描：主要用于诊断胰腺坏死。动态 CT 则能更精确地反映胰腺坏死。

三、治疗

1. 一般治疗

常规禁食，持续胃肠减压。轻症患者可禁食、禁水 4 ～ 5d，重症则根据病情需要 2 ～ 3 周。

2. 补液

补液量包括基础需要量（35mL/kg）和流入组织间隙的液体量。应注意输注胶体物质和补充微量元素、维生素，并根据血电解质及酸碱度测定情况及时补充电解质及纠正酸碱失衡。

3. 镇痛

疼痛剧烈时考虑镇痛治疗，通常注射盐酸哌替啶对症治疗，不推荐应用吗啡或胆碱等受体拮抗剂。

4. 抑制胰腺分泌

生长抑素及其类似物可直接抑制胰腺外分泌，减轻局部的炎症反应和直接保护胰腺细胞。蛋白酶抑制剂主张早期、足量应用，如加贝酯。乌司他丁可有效抑制胰蛋白酶、弹性蛋白酶和各种蛋白水解酶、脂类水解酶，与生长抑素联合应用可阻止急性胰腺炎病程的发展，促进胰腺功能的恢复。此外，H_2 受体拮抗剂和质子泵抑制剂可通过抑制胃酸分泌间接抑制胰腺分泌，还可预防应激性溃疡的发生，主张在 SAP 时应用。

5. 控制胰腺感染

对于胆源性 MAP 或 SAP 应常规使用抗生素。胰腺感染的致病菌主要为革兰阴性菌和厌氧菌。抗生素的应用应遵循抗菌谱以革兰阴性菌和厌氧菌为主、脂溶性强、能有效通过血胰屏障等三大原则。

6. 营养支持

MAP 只需短期禁食，故无须肠道或肠外营养。SAP 应予全胃肠外营养或肠内营养，可经内镜或 X 线引导下放置鼻空肠管于 Treitz 韧带远端，输注能量密度为 4.187J/mL 的要素营养物质，如患者能耐受，则逐渐加大剂量。

7. 内镜治疗

已成为急性胆源性胰腺炎紧急处理措施之一。对怀疑或已证实的 AP(胆源性)，如果符合重症指标，和（或）伴胆管炎、黄疸、胆总管扩张，或初诊MAP 但病情恶化者，应行鼻胆管引流或内镜下乳头括约肌切开术。

8. 手术治疗

有感染症状及体征的感染性胰腺坏死是手术治疗的指征。无菌性胰腺坏死多不主张手术治疗。胰腺假性囊肿，若直径＞6cm，且有压迫症状和临床表现，可行穿刺引流或外科手术引流。常用手术方式有胰周围灌洗引流术、坏死组织清创术、网膜囊造袋术等。

第五节 慢性胰腺炎

一、概述

慢性胰腺炎（CP）是指各种原因所致胰腺局部、节段性或弥漫性慢性进展性炎症，导致胰腺组织结构和功能不可逆的损害，以胰腺腺泡萎缩、纤维化及钙化，胰管变形，假性囊肿形成为特点，伴有胰腺内、外分泌功能的进行性减退。CP 的病因种类繁多，包括胆道系统疾病、长期饮酒、胰腺本身病变、自身免疫性疾病等。其发病机制十分复杂，大量研究提示与基因突变、细胞因子、免疫和细胞凋亡等有密切关系。

二、诊断

1. 临床表现

（1）腹痛：是慢性胰腺炎最突出和最常见的症状，常因饮酒、饱食、高脂肪餐或劳累而诱发。反复发作或持续性腹痛，多位于中上腹或左上腹，呈隐痛、钝痛、钻痛或穿透性痛，可放射至腰背部，剧烈时伴恶心、呕吐，仰卧位时加重，俯坐屈膝时减轻。

（2）胰腺外分泌功能不全：表现为腹胀、嗳气、厌食油腻、体重下降、脂肪泻，脂溶性维生素 A、维生素 D、维生素 E、维生素 K 缺乏等。

（3）胰腺内分泌功能不全：表现为糖尿病，60% 为隐性糖尿病，出现糖耐量异常；10% ~ 20% 为显性糖尿病，但通常直至病程晚期才表现出来，是胰岛细胞受累、胰岛素分泌不足的结果。

（4）体征：轻症慢性胰腺炎无明显体征，仅有上腹部轻压痛。并发假性囊肿时，腹部可扪及表面光整的包块，少数可闻及血管杂音。胰头显著纤维化或假性囊肿压迫胆总管下段，可出现持续或逐渐加深的黄疸。严重者亦可出现胸水、腹水、门脉高压等表现。

2. 实验室检查

（1）一般检查：急性发作期淀粉酶可显著升高。血清碱性磷酸酶和胆红素升高提示胆管梗阻。ESR、IgG4、类风湿因子、ANA、抗平滑肌抗体滴度升高提示自身免疫性胰腺炎。慢性胰腺炎也可出现血清 CA-199 升高，但幅度一般较小，如明显升高，应警惕合并胰腺癌可能。

（2）胰腺外分泌功能试验：分为直接试验和间接试验。直接试验包括促胰泌素试验和促胰液素 - 胆囊收缩素刺激试验，通过促胰泌素刺激测定胰液量、碳酸氢盐的浓度和胰蛋白酶浓度反映胰腺外分泌功能。间接试验包括 Lundh 试餐试验、BT-PABA 试验、粪便试验（苏丹三染色、粪便脂肪定量测定和糜蛋白酶测定）、核素胰腺外分泌功能试验等，通过测定血、尿、粪便中胰酶或胰酶分解产物间接反映胰腺功能。

（3）胰腺内分泌功能测定：可测定血浆胰岛素、胰多肽及血清 CCK 水平。部分患者可有尿糖阳性、空腹血糖升高，并呈糖尿病的糖耐量曲线或血浆胰岛素水平下降。

（4）组织学检查：经腹部超声、超声内镜或 CT 引导下及手术探查时做细针穿刺吸取活组织行病理性检查，或经 ERCP 收集胰管分泌液做细胞学检查，可为慢性胰腺炎与胰腺癌的鉴别诊断提供重要依据。

3. 辅助检查

（1）腹部平片：可见沿胰腺分布钙化斑点、结石或局限性肠袢扩张，是诊断慢性胰腺炎的重要证据。腹部 B 超可见胰腺轮廓模糊，胰管扩张和不规则，胰腺实质回声改变。

（2）CT：可发现慢性胰腺炎的胰管扩张、钙化和囊性病变。MRI 对慢性胰腺炎的诊断价值与 CT 相似，但对钙化和结石诊断逊于 CT。

（3）内镜逆行胰胆管造影（ERCP）：被认为是 CP 影像学检查中的金标准，可清晰地显示胰管的改变，可见胰管扭曲、粗细不均、狭窄与扩张并存或呈串珠样改变，重度 CP 时胰管可伴有阻塞，管腔可呈囊状扩张，有时伴胰管结石。磁共振胆胰管造影（MRCP）检查无须造影剂，无创伤和并发症，成像效果与 ERCP 相似，但对 CP 的早期病变不够敏感。

（4）超声内镜（EUS）：可见胰腺实质内点状、线状回声增强、主胰管狭窄或不规则扩张、胰管结石、假性囊肿、分支胰管扩张等。

三、治疗

1. 一般治疗

严格戒烟、禁酒，避免暴饮暴食。发作期间给予高蛋白、高热量饮食，严格限制脂肪摄入。必要时予肠内或肠外营养治疗，改善全身营养状态。

2. 疼痛的治疗

（1）镇痛药：可使用抗胆碱能药物解痉止痛，如阿托品等。严重者可用小剂量麻醉药，但应尽量少用具有成瘾性的麻醉镇静剂，症状缓解应及时减量或停药。

（2）抑制胰酶分泌：胰酶制剂可通过负反馈作用抑制胰腺的分泌，进而减少餐后腹痛的发生，配合 H_2 受体拮抗剂或质子泵抑制剂可增强胰酶制剂的疗效，加强止痛效果。生长抑素及其类似物，可抑制胰液分泌，对减轻腹痛有一定的疗效。

（3）抗氧化剂：对乙醇性慢性胰腺炎患者，应用抗氧化剂（如维生素 A、维生素 C、维生素 E、硒、蛋氨酸）后可缓解疼痛。

（4）对药物难以缓解的顽固性疼痛，可行 B 超、CT 引导下腹腔神经丛阻滞治疗。

3. 胰腺功能不全的治疗

胰腺外分泌功能不全主要表现为腹胀、脂肪泻、消瘦等症状，主要予胰酶替代治疗，临床上应选择活性脂肪酶含量高，而不含胆盐的肠溶制剂。胃 pH 小于 4 时脂肪酶出现不可逆变性，故同时使用抑酸剂可增强胰酶制剂的疗效。此外应限制每日膳食中的脂肪摄入量。严重脂肪泻患者可静脉给予中长链三酰甘油。伴糖尿病的患者，可予胰岛素治疗。

4. 内镜治疗

主要针对慢性阻塞性胰腺炎，减轻胰管内压力，缓解胰腺疼痛，改善胰腺内外分泌功能。可做胰管结石、胰腺狭窄、胰腺假性囊肿的内镜下治疗。方法有胰管扩张术、乳头括约肌切开术、副乳头括约肌切开术、胰管支架置入术等。

5. 外科治疗

CP 手术的主要适应证如下：

（1）顽固性疼痛经内科治疗无效者。

（2）并发假性囊肿、胰瘘或胰管结石经内镜治疗无效或不能实施内镜治疗者。

（3）伴有可手术治疗的胆道疾病，如胆结石、胆管狭窄。

（4）慢性胰腺炎引起难以消退的阻塞性黄疸。

（5）不能排除胰腺癌者。

手术方法有胰内引流、十二指肠乳突成形术、去神经术、胰腺远端切除术、胰十二指肠切除术、全胰切除术等。

第六章 消化内镜的临床应用

第一节 消化内镜的发展史及启用领域

消化内镜的发明和临床应用是近代胃肠病学发展史上的重大突破。经过一个多世纪的发展，消化内镜从单纯诊断的初期阶段，发展为集诊断、治疗于一体的微创介入技术的高级阶段。各种新型、功能各异的应用于上消化道、下消化道、胆道的具有放大、超声等功能的电子内镜及胶囊内镜的不断推出，显著提高了消化系统疾病的诊治水平。内镜下各种诊疗技术如内镜逆行胰胆管造影术（ERCP）、内镜乳头括约肌切开术（EST）等相继应用于临床，预示着内镜治疗将会有更加广阔的前景。超声内镜、内镜下黏膜切除术（EMR）、内镜下黏膜剥离术（ESD）等的开展，使早期癌的内镜根治成为可能。

一、消化内镜的发展历史

自 1805 年德国的 Bozzini 首创烛光 + 铁管式的简陋内镜装置，到现在光导纤维、超大规模集成电路组成的内镜系统，消化内镜经历了硬式内镜、半软式内镜、纤维内镜（软式内镜）、电子内镜、胶囊内镜、超声内镜的几代变革。

（一）硬式内镜（1805—1932）

1805 年，德国的 Bozzini 制造了一种以蜡烛为光源和一系列镜片组成的器具，并将此器具用于观察动物的膀胱和直肠内部结构，虽然未用于人体，但仍被誉为内镜的发明人。

1879 年，柏林泌尿外科医师 Nitze 制成了第一个含光学系统的内镜（即膀胱镜），其前端含一个棱镜，该内镜仅被用于泌尿系统。

1881 年，Mikulicz 和 Leiter 采用 Nitze 的硬管光学系统成功地制成了第一个适用于临床的胃镜，Mikulicz 在维也纳 Billroth 外科门诊部用该胃镜对许多患者进行了检查并获得诊断结果。1895 年，Rosenhein 研制的硬式胃镜由 3 根管子呈同心圆状设置，中心管为光学结构，第二层管腔内装上铂丝圈制的灯泡和水冷结构，外层壁上刻有刻度反映进镜深度。总而言之，早期硬式胃镜应用在弯曲多变的消化腔道中，操作困难，患者痛苦大，视野不清晰，盲区较多，使其使用价值大受限制。

（二）半软式内镜（1932—1957）

由于硬式内镜难以充分检查，半软式内镜应运而生。真正意义上的第一个半软式内镜被称为 Wolf-Schmdler 式胃镜，是由 Schindler 从 1928 年起与优秀的器械制作师 Wolf 合作开始研制并最终在 1932 年获得成功。该胃镜直径为 12mm，长为 77cm，光学系统由 48 个透镜组成，其特点是前端可屈性，即在胃内有一定范围的弯曲，使术者能清晰地观察胃黏膜图像，该胃镜前端有一光滑金属球，插入较方便，灯泡光亮度较强，有空气通道用以注气，近端为硬管部，有接目镜调焦。Wolf-Schindler 式胃镜的创制，开辟了胃镜检查术的新纪元。之后，武井胜、Benedict 及 Schmdler 本人等对该式胃镜进行了改造，使其功能更为齐全，更为实用。

（三）纤维内镜（1957 年至今）

1954 年，英国的 Hopkings 及 Kapany 研究了纤维的精密排列，有效地解决了纤维束的图像传递，为纤维光学的实用性奠定了基础。

1957 年，由美国人 Hirschowitz 和他的研究小组制成了世界上第一个用于检查胃、十二指肠的光导纤维内镜，从而开启了纤维光学内镜的大门，这是内镜发展过程中的一次质的飞跃。日本在 1963 年开始生产纤维胃镜。开始在原胃内照相机上安装了纤维光束，制成了带有纤维内镜的胃内照相机，后来又在纤维胃镜上加上了活检孔道，增加了纤维胃镜端部的弯曲结构，采用了导光束外接强光源的冷光技术，终于使纤维内镜进入了更为实用的阶段。20 世纪 60 年代后期，日本和美国的科学家对初期的纤维胃镜进行了多方面的改进，增强了活检和治疗管道等，同时出现前视式和斜视式内镜，可一次性检查食管、胃、十二指肠等结构。1962 年，Overhoet 首先研制出纤维结肠镜并将其应用于临床。1968 年，Muctme 首先通过纤维十二指肠乳头插管成功进行了逆行胰胆管造影。

（四）电子内镜（1983 年至今）

1983 年，美国 WelchAllyn 公司研制并宣告了电子内镜的诞生，这是内镜发展史上另一次历史性的突破。

1984 年，在日本的一次会议上，富士公司发表声明，研制出日本国内第一套电子内镜。

电子内镜主要由内镜、电视信息系统中心和电视监视器三个主要部分组成。特点为其既非通过棱镜，也非通过光导纤维传导图像，而是通过在内镜顶端被称为微型摄像机的 CCD 将光能转变为电能，由同轴电缆导出，再经视频处理器处理后将图像重建在监视器上。电子内镜的优点如下：①操作简单、灵活、方便。②患者不适感降到了最低程度，便于患者密切配合。③比纤维内镜的图像清晰，色泽逼真，分辨率更高，它可以观察到胃黏膜的微细结构，也就是说能观察到胃黏膜的最小解剖结构胃小区及胃小沟，大大提高了诊断能力。④可供多人同时观看，可以对检查过程进行录像、照相，在临床、教学和科研中发挥出巨大的优势。电子内镜的问世，给百余年来内镜的诊断和治疗开创了新的历史篇章，是消化内镜发展史上的第三个里程碑（硬式内镜—纤维内镜—电子内镜）。

（五）胶囊内镜（2001 年至今）

20 世纪 90 年代，以色列 Given 公司研制开发出一种新型的内镜——M2A 胶囊内镜。2001 年应用于临床，2002 年进入中国。

胶囊内镜是通过图像无线传导技术，将腔内的图像储存在随身携带的记录器中，然后导入计算机进行图像处理和分析。由于胶囊内镜的体积小（直径 10mm、高 30mm 的圆柱体），进入腔内时患者无痛苦，具有检查方便、无创伤、无导线、无痛苦、无交叉感染、不影响患者的正常工作等优点，从而扩展了消化道检查的新视野，克服了传统的插入式内镜所具有的耐受性差、不适用于年老体弱和病情危重等缺陷，可作为消化道疾病，尤其是小肠疾病诊断的首选方法。但是，胶囊内镜不能用于活检和治疗，因此使用时有一定的局限性。

胶囊内镜的诞生为消化道疾病的诊断带来了革命性的突破，被人们称为消化内镜史上的第四个里程碑。随着科技的不断发展，胶囊内镜将有可能发展成为无线遥控内镜，通过医师的控制进行更多的诊断和治疗，为内镜的发展带来无限的空间。

（六）超声内镜

20 世纪 80 年代诞生了内镜、超声探测仪联合装置超声内镜，分为线阵式和扇形扫描超声内镜。超声内镜主要应用于以下四个方面：①消化道黏膜下异常，如探测黏膜下肿瘤及其浸润的深度等。②消化道、胰腺及胆管癌的术前 TNM 分期诊断。③诊断胰腺内分泌肿瘤及胆管结石。④进行穿刺内引流等治疗。

二、消化内镜的应用领域

近年来，消化内镜飞速的进步和发展对提高消化系统疾病的诊断和治疗水平起到了巨大的推动作用。其临床应用范围也越来越广，为多种消化道及消化道周围脏器疾病提供了新的诊治方法。消化内镜正由单纯的诊断功能延伸到非手术治疗领域。内镜治疗学飞速发展，经内镜高频电切除息肉、取异物、静脉套扎术（EVL）及硬化疗法，经内镜十二指肠乳头切开取石术、经内镜胆管内外引流术、食管狭窄扩张及支架安放术、腹腔镜切除胆囊等治疗方法在我国各地区医疗机构逐步得到了推广和应用。

（一）诊断

诊断性胃镜检查除了通过内镜直接观察上消化道黏膜的形态学改变，还可根据具体情况做一些特殊检查，以明确病变性质及诊断，主要包括以下内容：

1.活组织检查

若发现黏膜颜色及质地改变或有糜烂、溃疡及肿瘤等病变表现，均应做活组织检查（简称活检），一般在全部检查完毕及摄影后再做活检。胃溃疡病变应在溃疡侧边缘取 4 ~ 6 块组织，以免漏诊胃癌。取活检时应适当调节充气量及角度、视野，准确钳取病变。将组织取出后置于 10% 福尔马林溶液内，并应在病理申请上注明活检部位及肉眼所见。

2. 细胞学检查

该检查对于诊断恶性肿瘤有重要意义，共有三种方法：①将取下的活组织块在玻片上涂抹。②用少量盐水冲洗活检钳，然后沉淀收集细胞。③用细胞刷在溃疡或病变处刷拭，然后将细胞刷退到胃镜内连同胃镜一并拔出做涂片。

3. 细菌学检查

检查幽门螺杆菌（Hp）可通过活检，将组织块加入快速尿素酶试剂，观察组织块颜色的变化；也可将病理切片 Warthin-Starry 染色或改良 Giemsa 染色，用显微镜观察细菌；或将活检组织做匀浆。

4. 黏膜染色

可用来诊断或鉴别某些病变，目前常采用的有靛胭脂、亚甲蓝、刚果红和碘溶液，多在检查中进行喷洒染色。

5. 摄影与录像

遇有病变或可疑病变应首先摄影，然后取活检。拍片应有远、近不同距离及不同角度的图像，以便分析病变部位表现的特点。此外，最好有病变的动态记录，录像即可满足这一要求。

（二）通过内镜对胃肠生理功能进行检测

1. 胃黏膜血流量测定

胃黏膜血流量（GMBF）直接反映胃黏膜微循环灌注的状态，胃黏膜血流量的改变与病变发生的机制有密切关系。测定方法包括中性红清除法、氢气清除法、计算机分光光度法及激光多普勒血流测定法，这些方法灵敏、准确，可通过胃镜直视下无创地测定胃内不同部位的胃黏膜血流量，也易于重复测定。

2. 胃黏膜电位差测定

胃黏膜电位差（PD）是指胃黏膜表面与浆膜之间的电位差值，可反映黏膜结构的完整性。目前内镜下测定胃黏膜电位差的方法主要包括琼脂盐桥电极直接测定法、Ag-AgCl电极直接测定法和液体介导的间接测定法。前两种方法可在内镜直视下测定胃内任一部位的胃黏膜电位差，但影响因素较多。后一种方法主要是检测整个胃的胃黏膜电位差，却不能测定某一区域的胃黏膜电位差。

3. 食管压力测定

利用半导体直接转换器，可在内镜直视下测定食管腔内压力，如测量贲门失弛缓症食管下括约肌的压力。

4. 胃黏膜表面的 pH 测定

应用玻璃电极可在内镜直视下测量黏膜表面的 pH，并可以此评价泌酸功能。如，正常情况下 pH < 3.0 提示为胃底腺区，pH > 6.0 提示为幽门腺区。

5. 胃肌电图

通过活检孔道将电极放于胃黏膜表面，可在内镜直视下测定胃内任何部位的肌电图。如，可用此方法来评价选择性迷走神经切断术患者动力及术后的状态。

（三）内镜治疗

1. 电凝电切技术

高频电流（500 ~ 2500kHz）可以产生高温，使细胞水分汽化，蛋白分解，起到切开、凝固效用。可根据凝固或切开的需要选择不同的波形（如切开波、凝固波和混合波等），在消化道出血的内镜下止血治疗、消化道息肉及黏膜下层良性肿物的内镜下切除术、消化道早期癌的内镜下切除术、内镜逆行胰胆管造影术（ERCP）、内镜乳头括约肌切开术（EST）等领域，均有广泛的应用。

2. 微波治疗

医用微波频率为 2450MHz，是通过急速变化的电场，使组织中所含极性分子急速旋转、生热，可用于组织的凝固及止血，如息肉的凝固、早期胃癌的去除、狭窄的解除、溃疡出血的止血等。

3. 激光治疗

激光能被组织吸收产生高热能，使组织凝固、汽化，可用以止血、凝固病变及切除病变。目前用于内镜治疗的有钕－钇铝石榴石激光（Nd：YAG）等。通过内镜由石英纤维将激光导入胃内，用于内镜下止血及治疗胃肠道恶性肿瘤和胃肠道血管瘤、血管畸形、毛细血管扩张症等。

4. 药物注射

通过内镜活检孔道，将内镜注射针送入胃内，可在直视下对病变部位做药物注射，如硬化剂、抗癌药等。现在食管静脉曲张的硬化治疗已广泛应用，注射抗癌药物治疗食管癌也有报道。

5. 取异物

通过胃镜，使用各种不同类型的钳子钳住异物，可将进入胃内的异物如硬币、戒指、刀片、义齿、别针等取出，从而避免了手术的创伤。

6. 经皮内镜下胃、空肠造瘘术

借助于内镜置入造瘘管以进行肠内营养，可避免剖腹手术。

7. 食管、幽门狭窄扩张治疗

通过内镜活检孔道，可放入球囊或金属扩张器进行食管或幽门狭窄的扩张，还可在胃镜帮助下在狭窄部位放入支架，以较长期维持狭窄部位的通畅，解决进食问题。

8. 食管曲张静脉破裂出血时治疗

食管曲张静脉破裂出血时进行结扎、硬化剂治疗、组织黏合剂注射。

9. 早期肿瘤切除

如，内镜下黏膜切除术（EMR）、内镜下黏膜剥离术（ESD）等的开展，使早期肿瘤的内镜根治成为可能。

10. 其他治疗

乳头切开引流、碎石取石、鼻－胆管引流等治疗胆道结石、胆管梗阻、胆囊癌、肝管结石、胰头癌及胰腺囊肿。

此外，很多内镜新技术在临床上已得到应用，如：经口内镜括约肌切开术（POEM），可通过食管黏膜层切开，分离黏膜层，建立黏膜下"隧道"，将环形肌切开，关闭黏膜层切口治疗贲门失弛缓症；经人体自然腔道内镜手术（NOTES）经由自然腔道（如胃肠、阴道等）进入腹腔进行各种诊断和治疗，已成为近年来的研究热点。

目前，消化内镜不但成为消化内科日常不可或缺的诊疗工具，而且由于腹腔镜手术的开展和应用，引起了外科手术领域的革命性变化。

第二节　消化内镜的规范化操作

消化内镜对消化病的诊断和治疗起到了革命性的推动作用，在日常的诊疗工作中应用相当广泛，在我国从基层卫生院到大学教学医院或大的医疗中心，都有消化内镜在使用。消化内镜已从最初的胃镜、结肠镜，发展到目前的小肠镜、超声内镜、放大内镜、共聚焦内镜，以及复杂的内镜下治疗等。鉴于内镜技术的不断发展，诊断治疗越来越多、作用与风险越来越大，对内镜操作的要求也越来越高，因此，近年关于消化内镜规范化或标准化操作越来越被重视，并已逐渐制订出相应的共识、指南或操作程序，指导内镜培训与实践操作。规范的操作来源于规范化的学习和培训，本文就内镜操作人员的要求、培训、规范化的诊断治疗程序等进行简要的论述。

一、学习内镜操作的人员条件

内镜技术与操作是一门专业性很强、要求很高的在人体腔内进行诊疗工作的学科。学习内镜技术或操作的人员需有相应的专业知识及基本技能，不是仅有一定医学背景知识的人都可以进行内镜技术的学习、开展内镜操作的。将内镜操作认为简单、好学，会插镜看看，随意安排人员学习内镜操作的思想或认识是片面的和不规范的，也不可能培养出理想合格的内镜医师或消化专科医师。学习内镜操作的人员需具备以下条件：具备普通内科学或普通外科学的临床知识和基本技能，掌握心肺复苏抢救等。能够把内镜和患者的整体病情进行统一评估和解释。能够独立判断具体患者的适应证、禁忌证、内镜操作的轻重缓急、风险及操作利害关系。熟知无痛内镜使用的镇静剂、麻醉药品的药理，副作用及抢救方法。

掌握内镜设备的技术特点，清洗消毒要求，附件、活检或细胞学用途，计算机图文使用。能够和患者满意交流，取得知情同意、向患者解释病情、指导进一步的诊疗。能够清楚描述内镜操作过程，准确识别和解释病变。能够与内镜中心麻醉师、护士、技师等协调工作，完成多人配合的内镜操作。尽管不是每个内镜中心都有条件开展所有的内镜操作，但在学习或培训内镜操作时，学习人员应有基本的条件和要进行规范化的学习与培训。因此，学习内镜操作的人应具备以上的基本知识和能力。这可视为内镜规范化操作与学习的第一步。

二、系统的理论培训

内镜操作不仅仅是动手和一种技能，因为包括正确的诊断、治疗以及操作的安全性。要进行规范化的操作，首先需进行一定的理论学习，然后通过规范的技能培训才能成为一个合格的内镜操作医师。理论培训是系统培训的第一步。包括消化道的解剖、生理、常见疾病的大体病理，这是进行内镜操作和疾病识别的前提。同时需要学习不同疾病的好发部位、年龄、季节、地区、诱因等。消化疾病的分类，尤其内镜下分类是需要首先学习和掌握的。阅读内镜设备说明，掌握内镜检查或治疗设备的性能和特点，正确和充分的发挥设备的功效及设备的正确维护，才能达到良好的人机结合。现代内镜的特点不仅是诊断，治疗技术越来越多，其中附件的作用日益增大。了解不同附件的特点、正确使用的方法，往往成为能否成功进行内镜操作或减少并发症的关键，一些规范化的内镜操作程序是基于附件的设计和特点，所以对附件的学习和掌握必不可少。内镜是介入人体腔内进行操作的器械，消毒和防止交叉感染等是进行内镜安全操作的重要环节。不同的国家或机构目前都制订了相应的内镜清洗消毒指南、规定，甚至是法规，从事内镜操作的人员需学习和掌握这些法规或指南，从而保证内镜操作的安全性。安全性不仅指内镜操作的安全性，还包括对患者和医师的环境安全性，如从事 ERCP 或支架植入等操作，需在 X 线下进行，从事内镜操作的人员必须学习 X 线的正确使用、防护及监测等，才能规范化防护医患双方。另外，为提高内镜操作的规范化，世界上一些学会组织制订了许多具体疾病或操作的指南，主要是美国消化内镜学会、世界消化内镜学会、欧洲消化内镜学会的指南，如：ERCP 操作指南、胰腺假性囊肿处理指南、胶囊内镜使用指南、小肠镜操作指南、曲张静脉出血治疗指南等。学习和更新这些指南对进行规范化操作具有重要的指导意义，是系统的理论学习的重要组成部分，从事内镜操作的人员都应学习或了解这些指南。

三、系统的技能培训

规范化的内镜操作需通过系统的技能培训。以前技能培训都是直接在人体上实践出来的。近年来，计算机模拟使内镜初始培训可以在模拟机上进行，避免并发症和减少患者的痛苦，同时迅速提高医师的操作技能。模拟机上训练内镜操作，目前还不普及，但代表着一个重要的进步和发展方向。目前美国已有数十家医疗中心开始此项培训，我国北京友谊医院、中国人民解放军总医院已开展模拟机上消化内镜的标准化程序培训。人体上的规范内镜操作，需从内镜准备、患者知情同意、患者术前准备、正确的进镜等逐项开始，正确的操作需在高年资内镜医师的指导或监督下从事。培训大致可分成3个阶段（不同地区不尽相同）。第一阶段为诊断内镜培训阶段，此阶段一般在完成大内科或大外科培训后，进行专科临床培训1年左右进行，或临床工作4～5年时进行。学习上、下消化道内镜的插入、观察、病变描述、活检等，一般需完成500例操作，基本可以独立进行内镜的诊断操作。第二阶段内镜操作培训主要针对基本的内镜治疗，一般在完成内镜诊断1000例以上、从事临床工作6～8年或专科工作2年以上时进行，在上级医师的指导下主要学习和掌握消化道狭窄的内镜规范化处理、较大息肉的内镜下切除、非静脉曲张出血的内镜治疗、异物取出、胃造瘘等。第三阶段的内镜培训，在上级医师指导下主要学习掌握操作风险大及向特长方向发展的项目，如静脉曲张出血内镜治疗、超声内镜、治疗ERCP、小肠镜等。需要指出的是，规范的技能培训或以上阶段的学习和培训，都应在有带教能力的老师指导下和在有条件的内镜中心进行，同时应规范记录受训人员不同阶段的理论学习内容、操作项目、例数、带教老师等，最后给出培训结果和达到的操作水平，从而保证内镜功能培训的规范化及其质量。

四、内镜操作的一般程序

不同的国家、不同的医疗体制和不同的内镜中心，内镜操作程序存在差异或不尽相同，但一些问题是共同关心和不可缺少的，从而保证内镜操作的质量和安全性，或保证操作的规范化。系统培训过的内镜操作医师，进行内镜操作时，一般需包括病史采集、病情分析、检查目的、拟进行的操作、书面的知情同意、术中亲属联系方式、患者术前准备、内镜的观察与治疗、图像或录像的采集、标本的处理、内镜报道的书写和发送、术后恢复与医嘱、病理结果、术后随访或术后联系等，国内还应包括医疗费用与操作的关系等。这些内容构成了内镜操作的基本过程，从而保证和完成一个完整的或规范的内镜操作。

五、规范化是发展的

最后，我们需指出内镜的规范化操作是相对的，没有绝对的规范。规范是不断发展的，不是固定不变的，一些共识、指南、研究等不可机械照搬。随着不断的实践、研究，规范化操作也会不断完善和改进，并且内镜操作的规范不仅仅是技术问题，和具体环境、社会、文化等也有关。因此，研究制订我国的内镜操作规范或具体指南对提高我国的内镜操作质量和安全，促进我国内镜事业的健康发展具有现实意义，愿我们对内镜的规范化操作进行不断探索。

第三节　消化内镜诊断应用进展

一、消化道早期癌内镜诊断技术的回顾和展望

消化内镜经历了硬式半曲式内镜、纤维内镜、电子内镜的发展历程，1869 年德国医生 Kussmaul 制成了第一台硬式胃镜，1932 年 Wolf Schindler 合作研制成功半曲式胃镜，1958 年美国医生 Hirscha-witz 首先研制使用光学纤维胃镜，使消化内镜提高到一个新的水平，1983 年美国雅伦公司研制成功电子内镜，以微型电荷耦合器件代替光导纤维，其更高的分辨率及数字化为消化内镜开辟了一个崭新的纪元。近 30 年来，超声内镜、胶囊内镜、双气囊小肠镜、细径内镜等相继问世，可对全消化道及其邻近器官进行检查治疗，成为一门独立的学科——消化内镜学。

　　消化道早期癌和癌前病变的诊断一直是内镜诊断的最大挑战和推动内镜诊断技术进步的主要动力，图像强化技术、染色内镜、放大内镜等技术的出现，使内镜诊断功能达到前所未有的水平。1966 年 Yamakawa 首先临床应用内镜染色技术，应用染料对胃肠道黏膜进行染色，使黏膜结构更加清晰，使病变与周围正常黏膜对比增强，提高了病变检出率。新的染料不断出现，内镜染色技术的应用范围也不断拓展。常规内镜检查易漏诊的黏膜微小病变，染色内镜可使病变更明显，内镜下染色后进行放大观察，可清晰显示腺管开口形态，可以判断病变性质，染色内镜和放大内镜在我国已逐渐普及推广，已有较多的相关研究报道。

　　近年来，随着内镜诊断技术的发展，国外学者提出了生物内镜和光学活检的概念。生物内镜是指除常规内镜做出形态诊断外新的内镜诊断技术，还可在细胞分子水平做出诊断，除组织学诊断外还可进行功能诊断，揭示疾病的病理生理机制。光学活检指无须进行组织活检，通过内镜检查即可得到组织学诊断类似的结果的诊断技术。一些具有发展前途的新一代的内镜诊断技术陆续涌现，如窄带成像、红外内镜、激光诱导荧光光谱技术、光动力诊断技术、散射分光镜技术、免疫荧光内镜、内镜光相干成像技术、共聚焦激光内镜等。

（一）窄带成像技术

　　窄带成像技术（NBI）是将传统的宽光谱光通过滤镜转换成窄光谱光，对黏膜微细血管显示更清楚。传统的电子内镜使用氙灯作为照明光，这种被称为"白光"的宽带光谱实际上是由红、绿、蓝 3 种光组成的。在 NBI 系统中通过滤光器将红、绿、蓝 3 色光谱中的宽带光波进行过滤，仅留下 415nm、540nm 和 600nm 波长的窄带光波。由于黏膜内血液对窄带光波吸收较强，因此能够增加黏膜上皮和黏膜下血管模式的对比度和清晰度，更好地勾勒出病灶边缘，血管结构显示清晰，便于对黏膜凹窝与绒毛的观察，与色素内镜效果近似，便于操作，无须染料，称为"电子染色"，更为安全可靠；与放大内镜结合增加了微小病变的检出率。目前 NBI 已用于中下咽部早期癌、食管上皮内癌、Barrett 食管、胃结肠早期癌等的诊断。

（二）散射分光镜技术

散射分光镜技术（LSS）是一种检测组织对紫外线、可见光及接近红外线波长的光线的散射强度的检测技术。通过分析光线通过组织时的散射效应，了解细胞核形态的变化，可以从细胞的水平明确病变的性质，提高诊断的敏感性和特异性。光导纤维由内镜活检孔道插入，通过收集的散射光线信息，可定量分析出上皮细胞中细胞核的大小、异型程度变化、着色变化及染色质浓度变化等指标。该方法主要用于 Barrett 食管的诊断和指导活检。

（三）内镜光相干成像技术

内镜光相干成像技术（OCT）成像原理与超声类似，不同的是发射所采用的为光波而非声波。通过发射并收集反射回的光线，测量其延迟时间成像。OCT 分辨率极高，接近光学显微镜的分辨率。Sivak 等设计成功可通过标准内镜活检孔道的 OCT 探针，但成像范围很小。当组织表面存在变化时，光波照射到组织表面并反射回来所经距离即会产生变化，此时通过发射并收集反射回的光波，测量其延迟时间，即可成像。研究证实，OCT 显示黏膜层病变的清晰度是超声内镜的 10 倍。由于组织对光具有散射和吸收作用，限制了 OCT 成像的可视深度，因此，OCT 只能观察到消化道的黏膜层或黏膜下层；且每次成像的范围很小，不利于大范围的检查。OCT 主要用于黏膜层或黏膜下层病变的检测，如癌前病变或早期癌症等。目前有关 OCT 成像技术的临床应用主要集中在 Barrett 食管和早期食管癌方面。

（四）荧光内镜及免疫荧光内镜

1924 年，Poiicard 首先观察到肿瘤组织的自体荧光，认为这是由于肿瘤组织能积聚内源性卟啉化合物所致，作为诊断早期肿瘤的方法最早应用于气管黏膜和泌尿系统。1994 年，Glasgold 等报道了应用自体荧光检测食管癌前病变动物实验结果，国内也陆续开展了这方面的工作。根据正常组织与病变，特别是癌和癌前病变的荧光特性的差异，对胃肠道黏膜、胃液等进行的荧光光谱检查，对于检测胃肠道肿瘤或癌前病变有一定的意义。随着多种荧光内镜系统的开发，荧光实时成像技术已经接近或已经在临床应用，目前免疫荧光内镜研究报道较多，抗 CEA 抗体和抗 MUCI 抗体荧光标记后，与肿瘤细胞结合，在荧光内镜下可显示微小肿瘤，新的高特异和高亮度的自发荧光对比剂有望将内镜诊断带入新的时代。

（五）共聚焦激光内镜

共聚焦激光内镜被认为是最有发展前途的生物内镜技术，其原理将共聚焦激光显微镜整合于电子内镜上，利用激光扫描技术，照明光由光源经光源孔再聚集，在被聚集的物体表面中的某一深度形成一个光点，其反射光经聚焦后通过反射针孔到达成像面成像，其分辨率超过常规光学显微镜的极限。

进行共聚焦显微内镜检查时，需使用荧光对比剂，以使成像对比鲜明。目前在人体组织内可用的荧光对比剂有荧光素钠、盐酸吖啶黄、四环素和甲酚紫。对比剂可全身应用（荧光素钠或四环素），也可黏膜局部应用（盐酸吖啶黄或甲酚紫）。其中最常用的有 10% 荧光素钠和 0.05% 盐酸吖啶黄。共聚焦内镜可在内镜检查的同时进行实时模拟组织学检查，可对黏膜粗糙部位进行检查并靶向活检，更易于检出黏膜内早期癌变。

共聚焦内镜在食管疾病应用最早的是诊断 Barrett 食管及其相关腺癌。由于杯状细胞和肿瘤细胞在共聚焦内镜下有突出的特点，共聚焦内镜对 Barrett 食管的诊断有显著的优势，非糜烂性胃食管反流病（NERD）在普通电子内镜下无阳性表现，但在病理组织学上有炎细胞浸润，乳头内毛细血管扩张，上皮间隙增宽，基底层增生等改变，目前研究发现在共聚焦内镜下可以发现 NERD 的微观改变。另外，对共聚焦内镜诊断胃黏膜相关淋巴组织淋巴瘤的研究正在进行中。共聚焦内镜可辨认细胞和微血管结构，分析结肠隐窝的结构和杯状细胞的分布，对结肠早期肿瘤的检出有重要价值。

随着技术的进一步完善，实时的从分子、细胞以及功能水平诊断疾病的内镜将会诞生。理想的内镜诊断技术应该是能做出实时诊断，对微小和早期病变有较高的诊断特异度和敏感度，有更高的诊断效能（包括较大的扫查范围、较短的检查时间及较高的成本效益比等）。目前上述的生物内镜技术尽管已显示出其独特的诊断价值，但也存在各自的缺点和局限性，临床应用尚有一定距离，尚不能取代常规内镜检查和活检。内镜在中国已走过了半个多世纪，消化内镜逐渐普及推广，在新技术应用上基本与世界保持同步，但尚需继续改进技术，加强大规模多中心临床实验及卫生经济学分析等研究，对新的内镜诊断技术的诊断价值和局限性进行评价。

二、小肠内镜检查技术

小肠是人体中最长的消化管道，它蜿蜒曲折、互相重叠，其特殊解剖结构给检查和疾病的诊断带来一定的难度。过去小肠疾病的诊断主要依赖影像学检查，全消化道钡剂、小肠气钡双重造影、核素扫描、选择性动脉造影、B 超、CT、MRI、PET 等，这些方法解决了临床部分问题，但都有其局限性，敏感性和准确性较低，无法满足临床诊断的要求。

1977 年 Tada 等首次报道探条式小肠镜，开始对小肠进行内镜检查，并不断对小肠内镜检查方法进行改进和完善，包括推进式小肠镜检查法、探条式小肠镜检查法、循管插镜式小肠镜检查法、母子式小肠镜检查法等，缺点是观察范围非常有限，绝大部分的小肠仍无法观察。

近年来胶囊内镜和小肠镜的开发和临床应用，使全消化道内镜检查成为可能，目前已成为小肠疾病诊断与治疗的重要手段，并越来越呈现出其卓越的功能。

（一）胶囊内镜

小肠疾病传统的检查方法敏感性和特异性较低，无法满足临床诊断的要求，临床上迫切需要较为直观的新型诊断方法。以色列 Given 影像公司于 1999 年 1 月成功推出了符合临床应用要求的 M_2A。2001 年，胶囊内镜的初步临床试验完成，8 月获得美国 FDA 批准用于小肠疾病诊断。从此，一种全新、可靠、操作简易的内镜设备在全世界推广使用，而其对小肠全程、实景的观察，使小肠不再是内镜检查的盲区。各国学者的研究结果一致认为，胶囊内镜是诊断小肠疾病的首选检查方法。

1. 基本构造和工作原理

整个胶囊内镜检查系统由 3 个主要部分组成：内镜胶囊、信号记录器和图像处理工作站。胶囊内镜进入人体后依靠消化道蠕动波向前移行，并在移动中以每秒拍摄和传输 2 幅图像的速度向外连续发射，由连接在受检者腰腹间的接收器将信号接收并储存记录。胶囊电池能量耗尽后拍摄和传输过程自然终止。记录仪中的图像信号下载到工作站后可供专职医师分析、解读。胶囊内镜在近 8h 中可传输图像约 5 万幅，每例完整检查者平均下载时间为 2h 以上，平均解读时间为 60 ~ 90min，胶囊内镜通常在吞服后 24 ~ 48min 排出体外。

2. 适应证和禁忌证

目前文献报道中以不明原因小肠病变（出血、疼痛、不完全性梗阻、消化吸收不良等）为胶囊内镜检查的主要适应证；其他无法完成、耐受、配合常规内镜和其他检查患者也可作为检查对象。鉴于胶囊内镜检查的特殊性，多数研究者认为，在通常情况下不应将上消化道和结肠疾病患者、消化道体检者列为胶囊内镜检查对象。

胶囊内镜检查的禁忌证包括有明显消化道动力异常者（主要是排空迟缓和无蠕动者）和不完全性及完全性梗阻者、起搏器或除颤器安装者、检查不合作者。使用某些特殊药物者，如解痉药、尼古丁类、降血糖药物等，在检查期间应暂停或调整药物使用时间。

3. 临床使用评价

胶囊内镜是一种有争议、有潜在价值、有改进和再发展空间的检查手段，大多数研究者对胶囊内镜的表现和前景持肯定态度，但同时也认为应在下列方面做更多的研究和改进。

在临床应用方面，研究者必须更好地把握检查的适应证，这样不但有助于了解检查手段真实的敏感性和特异性，而且可为确定检查手段选择的顺序提供理论依据。检查前肠道的规范化准备方案尚待摸索和确定。

在内镜构造和仪器改进方面，临床医师希望未来的胶囊内镜应该具有更广阔的视野角度、图像分辨率，进一步提高清晰度；电池供能时间的延长可能会使小肠和结肠疾病的检出率同步提高；可以控制内镜移动速度和方向和具有活检装置。

在图像分析解读和诊断方面，临床医师希望能将诊断时间缩短、效率提高，除了通过不同检查方法的比较验证提高诊断成功率和图像辨别能力以外，电脑软件技术的改进和高度智能化是一个不应忽略的领域。

胶囊内镜的问世，充分地拓展了医生的视野，解决了多年来对小肠疾病和胃肠道隐血诊断方面的难题。它对消化领域已经产生了不可估量的影响。

随着临床研究的深入以及科学技术的进步，未来的胶囊内镜必将向微型化、多功能化、智能化发展。

（二）双气囊小肠镜

2001 年山本博德在世界上率先报道了使用双气囊推进式小肠镜进行全小肠检查，由于该内镜检查为全消化道性，最近更名为双气囊内镜检查。双气囊内镜是在原先的推进式小肠镜外加上一个顶端带气囊的外套管，同时也在小肠镜顶端加装一个气囊。而推进式小肠镜使用外套管后，可避免小肠镜在胃内盘曲，提高小肠镜经屈氏韧带进入空肠的插入性，但是出现并发症的可能性亦增大，并发症包括小肠黏膜撕裂、胰腺炎等。

与普通推进式电子小肠镜相比，双气囊内镜由于进镜原理的创新，在通常情况下可抵达回肠中下段，部分可达末端回肠，检查范围大大扩展，且具有视野广、图像清晰和充气、吸引、活检等基本功能，并可行内镜下治疗。其上行和下行镜相结合的进镜方式能使整个小肠得到全面、彻底的检查。

1. 结构与操作方法

双气囊小肠镜构造上与普通电子小肠镜基本相似，头端较普通内镜多一气孔，镜视角 120°，长度为 2.0m，外径 8.5mm，外套管外径 12.2mm，通过 2.2mm 的工作钳道，可向肠腔内充气、注水、吸引和钳取活组织行病理学检查，整个内镜操作系统由主机部分、内镜、外套管和气泵四部分组成。内镜和外套管前端各安装一个可充气、放气的气囊，两个气囊分别连接于可根据气囊压力自动调整充气量的专用气泵。

操作前需先将外套管套在小肠镜身上，当内镜头部进入至十二指肠水平段后，先将小肠镜头部气囊充气，使内镜头部不易滑动，然后将未充气的外套管沿镜身滑插至内镜前部，随后将外套管气囊充气。此时，两个气囊均已充气，内镜、外套管与肠壁已相对固定，然后缓慢拉直内镜和外套管；接着将内镜头端气囊放气，操作者将内镜缓慢向深部插入直至无法继续进镜，再依次将镜头部气囊充气，使其与肠壁相对固定，并同时释放外套管气囊，外套管沿镜身前滑。重复上述充气、放气、滑行外套管和钩拉等动作，即可使镜身缓慢、匀速地推进到深部小肠。进镜困难时可试用拉直镜身、变换患者体位、手掌按压腹部、向肠腔内注入温水放松肠道等方法解决。必要时通过活检道注入 30% 泛影葡胺，X 线透视下了解内镜的位置、肠腔狭窄和扩张的情况等。当经口进镜不能完成全小肠检查时，可在镜端所达到的肠道部位注射亚甲蓝或印度墨汁等标记，次日采用小肠镜从肛门进镜经回盲瓣进入回肠到达标注处，通过口、肛两侧进镜的方法可达到全小肠检查的目的。

2. 诊断应用

对疑有小肠病变的患者行双气囊内镜检查取得了良好的临床效果。在内镜所能到达的区域，大部分病变均能发现。选择适当的筛选性检查，对提高双气囊内镜的操作成功率和阳性率至关重要。而双气囊内镜在小肠疾病诊断中有重要价值，它是除外科手术外的一项"金标准"。

对于双气囊内镜检查阴性的患者，其结果可能与病变系非小肠源性疾病、检查时机掌握欠佳、内镜未能到达病灶部位等因素相关。经口腔进镜的双气囊内镜虽然在常规情况下能抵达回肠中下段，部分可深达末端回肠，但对于内镜未能抵达回盲瓣的患者，毕竟仍留有小部分肠段未得到检查。这部分患者可采用双气囊内镜从肛门进镜的方式经回盲瓣进入回肠，并继续上行抵达空回肠交界部，从而完成残留小肠段的检查。因此，以不同方式、在不同时间内对患者的小肠行自上而下和自下而上的双气囊内镜检查，能使整个小肠得到完整、全面的检查。在理论上这样的检查方式将使整个小肠不再有任何盲区。

三、诊断性超声内镜临床应用进展

超声内镜（EUS）指将内镜和超声结合在一起的检查手段，通过内镜将超声探头引入体内进行超声扫描，由于超声探头离病变部位近、无腹壁衰减和消化道气体的影响，可采用较高频率的超声波，从而获得较清晰的图像。内镜超声检查始于 20 世纪 70 年代末，1980 年汉堡欧洲第四次消化内镜学会上，原西德的 Strohm 和美国的 Dimagno 等首次报道了将超声内镜应用于消化疾病的诊断。几十年来超声内镜有了很大的改进和发展，临床应用日趋扩大。

（一）概述

超声内镜频率范围为 7.5 ～ 30MHz。由于其频率较高，故其分辨率较普通体外超声为高，而穿透力则较体外超声弱。目前常用的超声内镜为放射状扇形扫描和线性扫描，并已有了很多种类，除有一般的超声胃镜、超声十二指肠镜、超声大肠镜外，尚有可从一般内镜活检孔道插入的微型超声探头，可用于消化管壁微小病变的诊断，也可通过十二指肠乳头进行胆管内超声检查。还有专用于在超声引导下行穿刺细胞学及组织学检查的超声内镜以及电子超声内镜。

超声内镜的探查方式有 3 种。

（1）直接接触法：将内镜顶端超声探头外水囊的空气抽尽后，直接接触消化管黏膜进行扫描。

（2）水囊法：水囊注水 3 ~ 5mL，使其接触消化道壁，以显示壁的层次及其外侧相应器官。

（3）水囊法 + 水充盈法：超声内镜插至检查部位后，先抽尽腔内空气，再注入无汽水 300 ~ 500mL，使已充水的水囊浸泡在水中。适用于胃底、胃体中上部及周围邻近脏器的检查，持续注水时也可用于食管、十二指肠、大肠病变的检查。

（二）主要适应证

（1）消化系统恶性肿瘤术前分期。超声内镜可明确病变侵犯深度、范围、有无周围淋巴结转移及有无周围组织器官的侵犯。对决定是否能手术及选择何种手术方案具有重要的指导意义。

（2）黏膜下肿瘤诊断。超声内镜能显示病变发生层次，对病变定性诊断有帮助，超声内镜还能鉴别黏膜下肿瘤和管壁外压迫。

（3）对常规影像学检查诊断不明确的胆管及胰腺病变进行进一步的诊断，如早期胰腺癌等。

（4）判断食管静脉曲张内镜治疗效果。

（5）贲门失弛缓症诊断和鉴别诊断。

（6）判断消化性溃疡的愈合质量。

（7）炎症性肠病诊断和鉴别诊断。

（8）纵隔病变诊断。

（9）超声内镜引导下诊断性穿刺。

（三）临床应用进展

1. 更多超声新技术应用于临床

超声内镜过去主要采用机械换能器，而新开发超声内镜均采用数字化的电子换能器，大大提高了超声影像质量。近年来超声造影技术也逐渐应用于临床，对判断病变性质有较大的帮助。三维内镜超声的应用对于判断消化道肿瘤的来源和浸润深度具有重要意义，能显示进入瘤体内的滋养血管、周围被压迫移位或变窄的血管，准确了解肿瘤的整体形态，有助于制订手术方案。二次谐波成像可清晰显示器官血运状态，对肿瘤性质的鉴别有一定意义；超声弹性成像也将很快应用于 EUS，有助于病变良、恶性的鉴别。

2. 胶囊超声内镜和小肠镜超声检查

胶囊内镜成功地应用于临床为消化道内镜超声技术的发展提供了新的途径。新型胶囊超声内镜主要被用于诊断一些位置较深（如空回肠交界处）的小肠疾病，而且临床应用指征的范围亦在实践中不断扩大（如探查腔外脏器的病变）。小肠镜超声检查也见相关报道。

3. 不断开发内镜超声检查的新领域

EUS 的适应证经过二十几年来的研究论证，应用范围也有了很多变化。EUS 对许多疾病的诊断价值已得到了普遍承认。但也存在不同观点。

内镜超声技术在消化道肿瘤的分期、判断黏膜下肿瘤的起源、确诊浸润型病变、诊断纵隔和胆胰疾病方面有着独特的优势，目前已成为这些疾病公认的首选或一线检查方法。EUS 对肿瘤治疗后的疗效观察、贲门失弛缓症的诊断、良恶性溃疡鉴别等仍存在一定争议。

随着超声内镜技术的完善，新技术、新方法的应用，将会有许多内镜超声检查的新领域出现。

第四节　消化内镜治疗应用进展

一、消化道早期癌内镜治疗

（一）从 EMR 到 ESD

随着消化道早期癌内镜诊断技术的不断进步，消化道早期癌的检出率明显提高，外科手术曾被认为是治疗消化道早期癌的标准方法，外科手术虽然可以完全切除病灶，但存在创伤大、恢复慢、并发症发病率高等缺点，而内镜治疗创伤较小，既能保证肿瘤完整切除，又能最大限度地保留正常组织及其功能，并发症发病率低，患者术后生活质量明显提高。由于治疗理念及技术设备条件的差异，目前我国相当多的消化道早期癌仍然是采用外科手术的方法，但总的来看，消化道早期癌选择内镜治疗已为越来越多的医生所接受。

（二）消化道早期癌内镜治疗方法

消化道早期癌内镜治疗方法包括两大类：病变毁损方法和病变切除方法。

1. 病变毁损方法

采用各种方法破坏癌细胞，但不能得到病理标本，不能对浸润深度等做出评估。这些方法包括激光、热探头或微波、高频电凝、氩气刀凝固、局部注射抗癌药物等，国内曾有零星报道，临床未广泛应用，目前认为用于不适宜手术或拒绝手术治疗的消化道早期癌，而内镜下黏膜切除术（EMR）或内镜下黏膜剥离术（ESD）不能切除，或切除不完全时的补充治疗。

2. 病变切除方法

切除病灶，获得病理标本，对浸润深度、切除完整性等做出进一步评估，进而决定是否需要补充治疗，包括内镜下黏膜切除术和内镜黏膜下剥离术。

（三）内镜下黏膜切除术

1. 原理

根据主要是来自日本的一些报道，黏膜内和黏膜下癌淋巴结转移的概率分别为 3% 和 20%，如果早期癌尚无淋巴结转移，则局部黏膜切除就可将病变完全切除，而无须开腹手术，由此日本学者借鉴息肉切除的方法开始使用 EMR 方法治疗消化道早期癌。

2. 适应证

一般来说，无淋巴结转移、浸润深度较浅的早期肿瘤均可为 EMR 的适应证。目前多数学者认为 EMR 治疗早期消化道肿瘤的适应证如下：

（1）食管癌：m_1 或 m_2 病变，病变累及 < 50% 食管壁，通过内镜治疗可以治愈；sm_2、sm_3 淋巴结转移概率在 40% 以上，需手术治疗；m_3 及 sm_1 的处理尚有不同意见。

（2）胃癌：隆起型病变直径 < 20mm；平坦或凹陷型病变直径 < 10mm，无溃疡或瘢痕；局限于黏膜内直径 < 30mm 的肠型腺癌；无淋巴结转移。对疑有淋巴结转移、拒绝外科手术的黏膜下癌患者或有手术禁忌证者可视为相对指征。

（3）大肠癌：黏膜下注射抬举征阳性；m_1 或 m_2 病变。另外，结肠侧向发育型肿瘤病变主要在黏膜层故也适宜于行 EMR，sm_1 癌可采用内镜治疗，不过要选择那些癌组织分化好、淋巴管或静脉内无癌栓、无淋巴转移和远处转移者。切除标本必须做细微的病理检查，并作密切追踪观察。若为不完全切除或残留切除，原则上追加外科根治术。对于 sm_2 癌，原则上不应采用内镜治疗，而行外科根治术。但对一些老年人、有手术禁忌证、病变为有蒂型、内镜切除后证实为完全切除者，也可密切追踪观察。

但临床实际应用过程中的具体适应证标准还有争议。而且食管、胃、肠道的解剖结构各有特点，因此各自的适应证也有所不同。随着 EMR 技术的成熟，特别是分次切除方法、内镜黏膜下剥离技术的出现，EMR 适应证开始逐渐扩大。

3. 步骤

（1）切除前评价：包括病变性质、范围、浸润深度等，评价手段包括常规内镜、色素放大内镜、NBI、超声内镜（EUS）等，有无淋巴结转移目前尚无可靠的直接诊断手段。

（2）标记：确定病变范围后，多采用氩离子凝固（APC）或高频电凝方法标记。

（3）黏膜下注射：采用甘油果糖加入少量1：10 000肾上腺素和亚甲蓝，1：10 000肾上腺素使局部血管收缩，预防出血；亚甲蓝可提示有无切除过深，注射甘油果糖造成的局部隆起维持时间较长。亦可注射其他液体，包括高渗糖溶液、透明质酸钠、羟丙基甲基纤维素等，其中透明质酸钠、甘油及羟丙基甲基纤维素持续时间长，效果好。

（4）采用各种EMR方法切除病灶。

（5）切除边缘评价：采用染色、放大内镜或EUS对切除边缘进行检查。

（6）切除标本处理：切除标本轻轻展开，使用大头针平铺固定，分次切除标本应仔细拼排后大头针固定，病理医生全黏膜块组织学检查，对分化程度、浸润深度、切除完整性做出判断。切除标准如下：

完全切除：切除标本的癌灶边缘与切除断端最短距离≥2mm；不完全切除：切除标本的癌灶边缘与切除断端最短距离<2mm；残留切除：切除断端有癌细胞残留。EMR切除标本，黏膜下层只是部分被切除，评价黏膜下层浸润深度应作定量测量。

（7）EMR后补充治疗：补充治疗包括手术治疗、再次内镜切除治疗及其他方法等，目前补充治疗的争论主要集中在sm_1的处理。

（8）随访：EMR后1个月复查内镜，如正常则3个月后复查，6个月后再次复查，以后5年中每年复查1次。

4.方法

（1）剥离活检法：先在病变黏膜下层注射使病变隆起，随后使用高频圈套器切除的方法。

（2）双管道内镜法：通过黏膜下层注射使病变隆起，应用双管道内镜将抓取钳和圈套器分别插入两个活检孔，并将抓取钳伸入圈套器内，用抓取钳抓起病灶黏膜后再用高频圈套器切除。

（3）透明帽法：将透明帽安装在内镜前端，黏膜下层注射使病变隆起后，圈套器安装在透明帽凹槽内，通过负压吸引将病变吸入透明帽套内，用圈套器切除。

（4）套扎器法：将套扎器套在内镜前端，高频圈套器安装在套扎器内，黏膜下层注射使病变隆起后通过负压吸引将病变吸入套扎器内，将橡胶圈套扎在病灶处，再用圈套器在橡胶圈下方切除。

（5）分次切除：较大病灶不能一次切除者、凹陷性病变注射隆起不明显者，可以通过分次切除病灶。

（四）内镜黏膜下剥离术（ESD）

EMR 难以切除较大面积的浅表病变，分次切除病变容易残留，且切除标本受电凝破坏大，组织学评价困难，20 世纪 90 年代末在日本首先开发了 ESD 技术，通过内镜，选择适宜的电刀，通过高频电的作用将消化管病变部位的黏膜整片地从黏膜下层剥离下来的方法，可一次性完整切除较大面积的表浅病变，是内镜技术发展的又一里程碑。

1. 原理

原理与 EMR 相同，在临床实践中很多学者尝试通过 EMR 切除直径 > 2cm 或有溃疡形成的病变，但由于技术条件的限制往往不能一次完全切除，分次切除往往切除不完整，或标本拼排影响组织学检查，无法确定是否根治。与 EMR 不同，ESD 用各种切割器械如针状电切刀、IT 刀、Hook 刀等沿标记部位环形切割黏膜，使黏膜层与黏膜下层分离，能够一次性完全切除直径 > 2cm，甚至达到近 10cm 的病变。

2. 方法

（1）色素内镜确定切除病变范围，在病变边缘外 5mm 处标记。

（2）黏膜下注射使被剥离部位的病变黏膜充分隆起，注射液包括肾上腺溶液、高渗性葡萄糖溶液或透明质酸盐溶液，可加入少量亚甲蓝，防止分离过深，根据需要随时补充。

（3）在标记的外缘开始剥离病变。剥离时不要过深，保证不要发生穿孔，要时刻保持被剥离处黏膜处于隆起状态。

（4）检查创面并进行止血等处置。

（5）切除标本的回收和处理，与 EMR 法相同。

3.消化道早期癌内镜治疗存在的问题及展望

（1）我国消化道早期癌的内镜治疗率仍较低，相当多的患者接受了不必要的外科手术。

（2）既往东西方学者对消化道早期癌病理诊断标准存在较大的差异，2000 年东西方学者对维也纳分类取得了共识，我国学者也普遍接受并在临床工作中使用维也纳分类；2002 年 11 月 30 日至 12 月 1 日来自日本、欧洲、美国的内镜、外科和病理学家在巴黎对日本提出的"胃肠道表浅瘤变"进行了详尽的讨论，东西方的认识逐渐靠近，尤其对内镜切除标本的包埋、切片及病理诊断方法取得了一致意见，但国内内镜切除标本的处理方法尚需近一步推广。

（3）ESD 技术尚在不断地完善成熟中，在国内也刚刚起步，须进一步总结经验，进行多中心前瞻性随访研究，以对其做出全面评价。

二、治疗性超声内镜

和体表超声的发展过程类似，超声内镜也走过了从诊断到治疗的道路，内镜超声临床应用已有 20 多年的历史，但内镜超声引导下的介入技术只是在近几年才逐渐发展起来，尤其是近年来涌现的各种介入用线阵探头超声内镜，与传统的超声内镜不同，其超声扫描平面与内镜的长轴一致，在进行内镜下穿刺时，穿刺针始终在超声的监视之下，不仅在超声影像上可以精确引导穿刺针进行穿刺，而且配备了超大工作管道，大大提高了进行内镜超声引导下介入诊疗的范围，使内镜超声由单纯检查方法成为集诊断和治疗于一身的临床手段。内镜超声引导下的细针吸取细胞学检查和内镜超声引导下的各种穿刺治疗赋予了内镜超声学新的生命力，并且介入内镜超声学已逐渐成为一个新的分支学科。

内镜超声引导下的三大介入技术：内镜超声引导下的细针穿刺吸取细胞学检查、内镜超声引导下的引流技术、内镜超声引导下的细针注射技术已逐渐成为临床上的常规诊疗方法。

（一）内镜超声引导下细针吸取细胞学检查、内镜超声引导下切割针活检

内镜超声引导下的细针吸取细胞学检查（EUS-FNA）或内镜超声引导下

切割针活检（EUSTNB），是在内镜超声的引导下将穿刺细针或切割针通过内镜管道穿刺入目标组织，以获取目标的细胞和组织用于病理学诊断。不同于体表超声引导下和 CT 引导下的穿刺，EUS 大大缩短了超声探头与病灶的距离。EUS-FNA 不仅可以穿刺体表超声不能显示的病灶，而且穿刺针穿过的正常组织和器官少，大大减少了副损伤，所以 EUS-FNA 造成的并发症很少。此外，由于 EUS 较高的超声频率，其纵向分辨率和横向分辨率明显优于体表超声，拥有熟练的操作技术就可以对直径＜ 5mm 的病变进行 EUS-FNA，这是目前其他影像技术指导下经皮穿刺难以做到的。目前，EUS-FNA 的应用范围包括胰腺病变、左肾上腺病变、纵隔及肺部病变、直肠和前列腺病变、上消化道邻近的肿块等。

EUS-FNA 能否引起肿瘤播散问题一直是人们所关注的，目前普遍认为这种风险很小，长期前瞻性研究表明，接受 FNA 和未接受 FNA 的患者的生存时间并无显著差异，证明 FNA 及其并发症并未影响患者的生存期，是安全且有价值的方法。

EUS-FNA 是否需要现场细胞学医生是近来一直争论的问题。如果条件允许，有现场病理医生的支持，无疑对内镜超声医生是有帮助的，但也并非必需的。

近年来，出现了超声内镜下使用的切割针，切割针可以获取质量更好的组织，但往往取材量较少，而细针穿刺吸取物的量较多，但取材大多混有较多血，质量相对较差，两者如何选择是值得进一步探讨的问题。另外，由于切割针外径粗，穿刺损伤大，而且针体较硬，使得操控性较细针差，所以切割针目前还不能取代细针。

（二）超声内镜引导下注射治疗

1. 超声内镜引导下腹腔神经丛阻滞

在 EUS 引导下将神经毁损药物注射于腹腔神经丛区域，用于治疗由肿瘤、慢性胰腺炎等引起的剧烈腹痛。对胰腺癌等恶性肿瘤镇痛效果显著，而且持续时间长。对慢性胰腺炎的止痛作用仍需要研究探讨。

2. 超声内镜引导下肉毒素注射

应用 EUS 引导准确地对食管括约肌注射肉毒杆菌毒素，最大限度地阻断神经肌肉接头，达到治疗贲门失弛缓症的目的，是贲门失弛缓症安全、微创的治疗方法之一，可作为扩张治疗的补充。此外，还可以应用 EUS 引导下注射肉毒杆菌毒素，用于 Oddi 括约肌功能失调的试验性治疗，对诊断该病有重要意义。

3. 超声内镜引导下注射治疗反流性食管炎

在 EUS 引导下于贲门部黏膜下层注射胶体，加强抗反流屏障，减少食管反流，国外研究较多，国内尚无报道，临床疗效有待进一步验证。

4. 超声内镜引导下注射肿瘤治疗

将 EUS 引导下穿刺注射应用于晚期肿瘤的姑息治疗，无疑为肿瘤的治疗又提供了一种崭新的手段。EUS 引导下注射化疗药物、免疫细胞，进行基因治疗，病灶内植入放射性质子进行内照射放疗。近年来国内外也有 EUS 引导下胰腺肿瘤的光动力治疗和射频消融治疗的研究报道，但效果尚须进一步评价。

（三）内镜超声引导下胰腺假性囊肿引流技术

胰腺假性囊肿是常见的胰腺囊性损害，可由急性胰腺炎、慢性胰腺炎、胰腺创伤、胰管阻塞等引起。可位于胰腺内或胰腺邻近，为限局化的富含胰酶的液体积聚，由非上皮性的囊壁包裹。超声内镜在假性囊肿引流治疗前评估及引流中的应用，扩大了治疗的适应证范围，并通过合理选择患者，降低了内镜下治疗的危险性。

胰腺假性囊肿往往会影响门静脉系统的血液回流，在囊肿和胃壁间形成曲张静脉，而且假性囊肿壁为肉芽组织，血液循环极为丰富，盲目穿刺一旦损伤血管会引发致命的大出血。应用彩色多普勒 EUS 对胰腺假性囊肿进行穿刺操作时，误伤血管的可能性大为减少。另外，对消化道未形成外压性隆起的假性囊肿也可在 EUS 下进行穿刺引流。假性囊肿穿刺引流的另一个并发症是感染，防治方法是保证引流的通畅，操作时要对瘘管进行充分的扩张。近年来，具有大工作管道的超声内镜和管型的囊肿切开刀在临床上得到应用，使切开的瘘管更加宽敞，减少了并发症的发生。

从 Creme 等于 1989 年行第 1 例内镜下借助超声胰腺假性囊肿穿刺引流，到 Wiersema 等 1996 年报道第 1 例完全借助于 EUS 的引流，EUS 引导下胰腺假性囊肿引流术正逐步取代着传统引流术及外科手术。

（四）内镜超声引导下胰胆管引流技术

EUS 引导下的穿刺引流也不仅限于治疗胰腺假性囊肿，已有较多专家尝试了胰胆管的引流治疗。超声内镜引导的胆管造影已经逐步取代经皮肝穿刺胆管造影术作为 ERCP 失败的胆管梗阻患者的治疗方法，针对 ERCP 失败病例，在 EUS 引导下进行胰胆管的穿刺造影，在穿刺造影基础上扩张穿刺针道为瘘管，置入引流管，实现胰胆管的引流，相关技术的安全性和临床价值尚在探讨之中。

三、治疗性 ERCP

内镜下逆行胰胆管造影术（ERCP）诞生于 20 世纪 60 年代后期，1968 年首次报道了经口内镜逆行胰胆管造影术（ERCP），1974 年 Kawai、Classen 等相继报道了经内镜十二指肠乳头括约肌切开术（EST）治疗胆总管残余结石和复发结石，1975 年川井和永井首先经内镜下十二指肠鼻胆引流（ENBD）获得成功，内镜下胆管塑料支架引流术（ERBD）首先由德国 Soehendra 于 1979 年报道，并很快为世界各地的医生所采纳。国内开展 ERCP 始于 20 世纪 70 年代初，内镜下乳头括约肌切开术开展于 70 年代末，80 年代起内镜下胆管引流技术也开始用于临床，目前国内大的内镜中心 ERCP 的插管成功率、并发症发病率等主要技术指标及所开展的技术种类和数量并不逊于国际水平，国内大多数三级医院及部分二级医院都可进行 ERCP 操作，越来越多的医生掌握了 ERCP 技术，国内定期举办大型国际和全国消化内镜学术会议，在这些舞台上，国内外 ERCP 专家进行 Live Demo ERCP 操作，展示 ERCP 最新的治疗技术，巡回操作演示、手把手学习班及 ERCP 沙龙等更是如火如荼，培养了一大批 ERCP 技术骨干，推动了 ERCP 的进一步普及推广。随着影像技术的进步，MRCP 因其无创、无 X 线照射、无须造影剂等优点已逐步取代诊断性 ERCP，成为胰胆疾病首选的诊断方法。ERCP 逐渐转向胰胆疾病的治疗，在短短几十年中取得了巨大的成就，成为当今胰胆疾病重要的治疗手段。

（一）在胆道疾病中的临床应用

1. 胆总管结石

胆总管结石是胆道梗阻最常见的原因，临床表现为胆绞痛、梗阻性黄疸、胆管炎或胰腺炎。ERCP 诊断胆总管结石的敏感度及特异度超过 95%，小结石有时会漏掉，缓慢注入造影剂及时摄片，可避免过度充盈胆管及将胆总管结石冲入肝内胆管，偶尔注入造影剂时混入的气泡会误为结石。腹腔镜胆囊切除时发现胆总管结石，无法处理，可术后行 ERCP 取石，如术前存在持续性黄疸、肝酶异常，胰腺炎或胆管炎，应术前行 ERCP。急性胆管炎也是 ERCP 胆道引流的适应证，严重胆源性胰腺炎及怀疑肝门梗阻者，应急症 ERCP 胆道引流。

目前 ERCP 乳头括约肌切开取石成功率 > 90%，总的并发症的发生率 5%，死亡率 < 1%，均优于手术治疗。在选择性胆管插管失败时，可行预切开或会师术，但其并发症的发生率要高于常规方法。除乳头括约肌切开外，另外可选择胆道括约肌气囊扩张。一些特殊病例，如凝血异常、ERC 术后胰腺炎高危人群等，可选择气囊扩张。取出结石通常选择气囊或网篮，大结石或嵌顿结石，取石较困难。大的结石或网篮取石时嵌顿可以选择机械碎石。取石不成功，应置入胆道支架或鼻胆引流管引流。

如存在基础疾病、手术危险性大者推荐只行内镜下乳头括约肌切开取石，而不做胆囊切除，但目前尚存在不同意见。

2. 良恶性胆道狭窄

ERCP 已用于恶性胆道梗阻的诊断和治疗，胆管造影横断型改变通常提示胆道恶性狭窄（尽管正常的 Oddi 括约肌也可出现横断型改变），活检、刷检和 FNA 均可提供组织学诊断，但总的敏感度不高于 62%。ERCP 也用于胆道良性梗阻、胆道先天性异常及手术后并发症的诊断治疗，包括肝移植后胆系并发症。内镜下括约肌切开可成功治疗胆总管囊肿、胆总管扩张及胆肠吻合后 Sump 综合征引起的胰腺炎。

（1）狭窄扩张：通常在导丝引导下采用扩张气囊或扩张探条，适应证包括术后狭窄、硬化性胆管炎造成的重度狭窄、慢性胰腺炎及胆肠吻合术后吻合口狭窄。扩张后置入胆道支架可有助于维持扩张效果，内镜下多次扩张及支架植入可使慢性胰腺炎继发的胆道狭窄及术后胆道狭窄较长时间保持通畅。

尽管慢性胰腺炎继发胆道狭窄扩张治疗的近期效果令人满意，但远期效果并不理想，成功率报道不一，有的甚至为10%。而且，慢性胰腺炎胰头钙化者，在一大样本研究中1年有效率仅7.7%。

单独气囊扩张或扩张＋支架治疗原发性硬化性胆管炎造成的胆道狭窄均有满意的治疗效果。有限的资料表明，单独的气囊扩张已足以治疗这种狭窄，扩张后植入胆道支架反而增加发生并发症的危险。内镜治疗原发性硬化性胆管炎胆道狭窄已显示其有效作用，一项研究证明内镜治疗能改善原发性硬化性胆管炎预后。尽管并未证明内镜治疗延缓肝移植的时间及早期发现胆管癌的作用，但ERCP胆管造影结合其他资料有一定的诊断价值。原发性硬化性胆管炎重度胆道狭窄ERCP须行刷检或活检以除外恶变。

术后胆管狭窄气囊扩张或支架治疗效果报道的有效率为55%～88%。肝移植术后胆系并发症的内镜治疗效果也是报道不一。

（2）胆道支架：胆道支架治疗良恶性胆道狭窄、术后胆道损伤及胆瘘有重要作用。植入胆道支架可为良恶性胆道梗阻提供有效引流，有时恶性狭窄植入支架前需扩张。

胰腺癌胆道梗阻术前减黄仅限于发生急性胰腺炎、严重瘙痒及近期不能手术的患者，大口径的塑料支架使用较普遍。在专家手中，胰腺癌、壶腹癌及胆总管下端癌造成的远端胆道梗阻支架引流有效率90%。近端恶性梗阻（Klastin肿瘤）有效率较低，引流常不充分，早期胆管炎发生率高。肝门部恶性梗阻左右肝管均需植入支架引流才能获得满意的效果，少注入造影剂及术前影像学检查指导的单侧引流可减少胆管炎的发生。在随机临床试验中，金属支架畅通时间是塑料支架的2倍，而且成本效益比更好。金属支架适用于预期生存时间较长、无远处转移及塑料支架开通时间短的患者。胆道支架也有助于术后胆道狭窄及胆瘘的治疗。

对于继发于慢性胰腺炎及硬化性胆管炎的胆道狭窄，有选择地应用其中一些病例。扩张＋支架治疗术后胆道狭窄有效率为80%～90%。

胆囊管、胆总管或副胆管发生胆瘘，胆道支架或鼻胆引流管引流括约肌切开或不切开均可获得满意效果。支架通常放置4～6周，大管道损伤须放置更长时间，肝移植后胆瘘也是如此。困难病例可考虑经皮穿刺引流。内镜治疗胆瘘闭合率取决于胆瘘的位置、大小，闭合率为 80% ~ 100%。

3. Oddi 括约肌功能障碍

Oddi 括约肌功能障碍表现与胆道疾病或胰腺疾病类似。Ⅰ型（Hogan/Geenen 标准）表现胆管扩张、肝酶异常、典型胆绞痛，应行括约肌切开，无须测压。90% 以上的患者括约肌切开后疼痛消失；括约肌切开后大部分有测压异常的Ⅱ型患者（胆管扩张 /LFTs 异常）疼痛减轻；Ⅲ型（胆绞痛、影像学检查及生化检查正常）一些研究认为括约肌切开有益，但尚未得到公认，应进一步研究；SOD 患者 ERCP 后并发症发病率高。

（二）在胰腺疾病中的临床应用

尽管缺乏随机对照试验的证实，ERCP 已用于许多胰腺疾病的诊断及治疗。

1. 复发性急性胰腺炎

理想的情况应是 ER-CP 用于治疗，而创伤更小的影像学手段用于疾病的诊断，EUS 和 MRCP 可清楚地显示胰胆结构，而没有胰腺炎及放射线暴露的危险，可以诊断微结石、胆总管结石、慢性胰腺炎及胰腺分裂、环状胰腺等先天性异常。但在胆道测压、副胰管插管、胰管括约肌切开及胰管支架植入前，仍需行 ERCP 已获得管道结构的确实的影像资料。

ERCP 获得的胆汁可用来化验，以检出胆道微结石。在一些特定的病例，推荐胆道括约肌切开不做胆囊切除预防胆道微结石引起的复发性急性胰腺炎。但目前国内此方法临床应用较少。

胰腺分离人群发病率 7% 左右，尽管 NIH 认为内镜治疗是有根据的治疗方法，但胰腺分离是否是复发性急性胰腺炎的病因尚有不同意见。在一些适当选择的病例，副胰管括约肌切开可预防复发性急性胰腺炎。1 例回顾性研究，包括 53 例行副胰管括约肌切开的患者，60% 术后症状缓解，但一半的患者平均 6 个月后再次出现急性胰腺炎发作。最近发表的一篇综述综合了一些大样本、回顾性研究的结果，评价胰腺分离患者副胰管支架、副胰管切开及两者联合治疗的结果，显示的趋势是，和胰腺分离造成的慢性胰腺炎及胰腺型腹痛相比，胰腺分离急性胰腺炎患者内镜治疗总的效果是好的（疼痛减轻、住院时间缩短、接受急诊治疗的次数减少）。有限的资料显示，延长支架植入时间而不作副胰管切开可获得与括约肌切开同样的效果。副胰管内镜治疗术后胰腺炎发生率增加。

Oddi 括约肌基础压增高的复发性急性胰腺炎患者应接受适当的内镜治疗（括约肌切开或支架植入），有效率报道 28% ~ 90%。Oddi 括约肌测压术后胰腺炎发生危险性较高，应由经验丰富的医师操作，病例应谨慎选择。

单独一次病因不清的急性胰腺炎无须 ERCP 检查；自身免疫性胰腺炎 ERCP 有特殊表现，免疫球蛋白 G_4 水平增高，激素治疗效果好。

2. 慢性胰腺炎

ERCP 时，可以直接进入胰管，对有症状的胰管结石、胰管狭窄和假性囊肿诊断治疗。胰管狭窄通过扩张和支架治疗可得到有效的治疗，胰管支架治疗疼痛缓解率报道差别很大，在一项比较内镜治疗和手术治疗的效果的随机对照实验中，慢性阻塞性胰腺炎腹痛手术治疗长期疼痛缓解率优于内镜治疗。然而，由于内镜治疗的微创性，仍首选内镜治疗，只有内镜治疗无效或复发的病例采用手术治疗。

慢性胰腺炎患者嵌顿的胰管结石可诱发腹痛和急性胰腺炎，因为胰管狭窄，胰管括约肌切开取石较困难，因此需 ESWL 碎石后取石，而一些病例，内镜下取石甚至是不可能的。胰管结石内镜治疗减轻腹痛的报道相当复杂，一些报道短期有效率为 77% ~ 100%，长期有效率为 54% ~ 88.6%；另一些大样本试验结果则令人沮丧，包括 1000 例慢性胰腺炎患者的长期随访的研究表明，65% 由狭窄、结石或两者均有的患者，内镜治疗疼痛有所减轻，但胰腺功能并未改善；另外，在这项研究中，24% 的患者最后接受了手术治疗。胰管结石 ESWL 碎石是很困难的技术，即使熟练的内镜医师，也有相当大的风险，而且患者需接受多次治疗（超过 10 次），已有的报道也存在不同的结果，在胰管重度狭窄远端的结石，必须手术治疗。

3. 胰瘘

胰管破裂或胰瘘多由急性胰腺炎、慢性胰腺炎、胰腺外伤及手术损伤造成。胰瘘可出现胰源性腹水、假性囊肿形成或两者同时存在。胰管支架已成为胰瘘的常用的治疗方法。大部分严重的胰管损伤可植入桥样支架以重建正常的胰管引流。在 42 例胰管破裂患者中，植入桥样支架，25 例破裂闭合，相关因素包括架桥成功及支架植入时间较长（＞6周）。尚无RCT比较内镜治疗和手术治疗胰腺损伤的效果。

4.胰腺液体积聚

ERCP可用于诊断治疗胰腺液体积聚，包括急性假性囊肿、慢性假性囊肿及胰腺坏死。与胰管相通的液体积聚可经乳头治疗，不通者可经胃或十二指肠引流。EUS可用来穿刺前定位，以避开血管。

与胰管相通的液体积聚包括胰尾部的囊肿，可由经乳头途径处理。胰管支架、胰管括约肌切开或二者联合治疗可成功地使积聚的液体消失。大样本研究中，经乳头途径假性囊肿引流有效率超过90%。经胃或十二指肠假性囊肿引流，虽然技术要求较高，但技术熟练的医师成功率仍＞80%。假性囊肿引流的并发症包括胰腺炎、出血、穿孔及感染。

5.胰腺癌及其他胰腺恶性肿瘤

胰腺恶性肿瘤通常造成胰管和胆管的梗阻（双管征），高分辨强化CT、MRCP及EUS常用于胰腺肿瘤的诊断。组织学诊断可由ERCP活检或细胞刷刷检获得，阳性率为30%～50%。提高刷检细胞学检查阳性率的方法如数字图像分析等，尚未广泛应用，另外的一些方法，如胰液分子生物学检查，尚在试验阶段。

6.腔内超声和胰管镜

IDUS多用于鉴别良恶性狭窄，胰管镜可直接观察管壁结构，有助于胰腺癌和腔内产黏液乳头状肿瘤、其他囊性肿瘤的鉴别。胰管镜与IDUS、活检或刷检联合检测诊断准确率高于单独检查。

（三）现状与展望

近年来国内外ERCP的发展进入了平台期，表现在以下方面：

（1）与10年前比，ERCP技术并没有突破性进展，甚至有一些学者提出ERCP过时理论。

（2）分布不均衡，ERCP集中在一些大的内镜中心，大部分单位例数较少，县级以上的医院虽然配备了十二指肠镜等ERCP所需设备，但设备的利用率较低，治疗性ERCP的开展更不普遍。许多基层医生辗转国内许多内镜中心进修学习，仍不能掌握ERCP操作真谛。

（3）ERCP 规范标准化尚有很长的路要走，即使在 ERCP 专家中，操作方法、治疗理念亦存在较大分歧。

（4）缺乏 ERCP 认证准入制度，ERCP 是高技术含量高风险操作，有必要实行认证准入制度，对合理配置医学资源，降低 ERCP 并发症发病率有重大意义，如何进行认证准入尚有许多工作去做。

（5）ERCP 研究中病例报道较多，而基础研究及设计规范、大样本多中心符合循证医学要求的临床研究较少。

ERCP 并没有过时，而是进入了新的成熟发展时期。

（1）寻找 ERCP 新的生长点：加强与外科医生、放射科医生的协作，在解决临床难题的过程中，发挥内镜医生创新思维的优势，挖掘新的治疗理念、方法；加强多种微创方法的联合应用，如十二指肠镜与超声内镜、腹腔镜联合应用等。

（2）改进插管技术和器械：针对 ERCP 操作难点展开多中心协作项目，使 ERCP 由少数人掌握的技术变成真正的临床适用技术；治疗器械的国产化问题，老一辈学者早就提出，降低费用也是普及工作的重要一环。

（3）深入开展 ERCP 基础和应用研究：设计合理，对临床工作有较强的指导价值，利用循证医学证据指导 ERCP 工作，实现由经验医学向循证医学的转变。

（4）建立合理高效的 ERCP 医师教育及操作规范化、认证准入制度三者是系统工程的组成部分，互相联系，是 ERCP 进一步发展的战略工程，在借鉴国外经验的基础上，结合中国实际，是 ERCP 研究的重要课题。

四、NOTES ——内镜治疗的新纪元

经自然孔道壁外内镜手术（NOTES）是崭新的术语和理念，是指不经皮肤切口而经人体自然的管壁造口进行的腹部内镜外科手术。NOTES 是指无须开腹，通过自然孔道包括胃、结肠等，通过内镜进行消化道壁外的手术治疗。和腹腔镜手术相比该术式腹壁无瘢痕，避免了切口感染和切口疝，疼痛和粘连轻，生理应急反应更轻，恢复更快，且不影响肌肉活动，尤其对于肥胖者，成本效益比是否优于腹腔镜手术尚待临床研究。

腹腔镜外科的飞速发展使微创治疗理念逐渐被接受，传统外科治疗模式

受到冲击，外科传统手术理念被打破，微创外科已成为 21 世纪发展的重要趋势。而内镜器械和技术的发展，使经自然孔道如胃、结肠等，通过内镜处理消化道壁外即腹膜腔内或腹膜后器官病变成为可能，金属夹、内镜缝扎装置的出现，内镜切除后穿孔原须手术治疗，现已有大量内镜下闭合消化道穿孔的报道。内镜下新的缝合、止血器械和技术不断涌现，已可对消化道管壁进行切开、闭合、止血等操作，超声内镜介导下已对消化道邻近器官进行治疗如胰腺假性囊肿引流等。微创理念的普及、内镜治疗器械和技术的进步等，使通过内镜进行腹腔手术成为可能，有学者相继提出了经胃进行腹腔内手术的理念。

经自然孔道壁外内镜手术始于 1998 年，美国 5 所大学的有关专家组成一个名为"Apollo 小组"联合进行研究。1999 年该小组在约翰霍普金斯大学医学院开展了活体动物上经胃腹腔镜手术。2005 年美国 ASGE 和 SAGES 的专家小组正式提出了经自然孔道壁外内镜手术的新概念。NOTES 不只是简单的新的内镜技术，而是包括治疗理念、基础理论、相关技术及教育培训等的复杂系统，微创外科即将进入新的时代——NOTES 时代。

2005 年 4 月，来自 AGE 和 ASGE 的消化内镜专家和外科内镜专家组成的工作组，对 NOTES 及相关问题进行了系统的讨论，发表了 NOTES 白皮书，正式提出了经自然孔道胃肠壁外内镜手术的新概念。白皮书总结了 NOTES 的研究成就，指出了目前 NOTES 发展须解决的主要问题和未来研究的方向。2006 年 6 月，举办了第一届 NOTES 国际会议，来自世界各地的 200 多名代表参加了会议，对 NOTES 进行了更深入的讨论，组成了 8 个专门的工作小组解决 NOTES 技术难题，尤其重要的是成立了 NOSCAR 对 NOTES 研究提供帮助，并持续发布工作进展。2006 年消化疾病周上，AGA、ASGE、SAGES 举办了 NOTES 的专题讨论，与会代表交流了有关的研究进展。

NOTES 尚有许多关键的问题需要解决，如进入腹腔最佳途径、闭合技术、感染预防、缝合和吻合技术及器械、立体定位、并发症控制、全身反应、操作系统、多学科合作等。

内镜进入腹腔内目前已成为可能，但目前尚无理想方法，大部分研究者使用改进的 PEG 技术，通过胃前壁进入腹腔，使用气囊将穿刺点扩张至 18mm。尽管 NOTES 实验研究积累了相当多的经验，进行不同的手术胃内穿刺部位是不同的，已有研究认为经结肠途径是 NOTES 胆囊切除的最佳途径。NOTES 最终走进临床，必须有 100% 可靠的闭合技术。目前已有的闭合技术包括缝合、金属夹和其他更简单的方法等，在动物手术中单个穿刺部位可通过上述任何方法之一关闭。但不同位置两个或两个以上的穿刺点，是非常困难的。

经胃进入腹腔会增加腹腔内感染的危险，早期的动物实验偶尔会出现腹腔内脓肿，但穿刺前胃内无菌处理及无菌套管的使用可能减少腹腔内脓肿的发生。内镜下缝合是 NOTES 基本技术，在缝合技术成熟前，NOTES 应限于不需要缝合的适应证。但如机械闭合失败，缝合技术是不可缺少的，目前内镜下缝合器械尚不成熟，仍须进一步研究。目前内镜器械处理腹腔内并发症如出血、肠穿孔、脾损伤等这些并发症是非常困难的，并发症的处理需要及时发现和处理。随着内镜缝合装置的改进，器官损伤可通过内镜在腔内处理。

和腹腔镜问世时的情况一样，Kalloo 等第 1 次报道将内镜经胃壁进入腹腔，遭到了许多批评和置疑，和腹腔镜手术相比，NOTES 仍是"襁褓中的婴儿"，还有许多待解决的问题，甚至是关键问题，但它代表着即将到来的微创治疗的新时代，这已为越来越多的消化病医师、外科医师、内镜医师所接受。而且在 NOTES 发展过程中或许会出现新的内镜治疗理念和治疗器械。

第五节　消化内镜介入治疗技术

一、腹腔镜检查技术

（一）术前准备

应具备基本的腹腔镜设备和器械。与开腹手术相同，对患者的全身状态和风险因素进行全面的评估。耐心向患者解释腹腔镜检查的必要性，让其明白这只是一种避免剖腹探查的诊断方法，可以同时进行治疗，可能会出现并发症或阴性探查，腹腔镜检查需在征得患者及家属的同意、签字后方可进行。术前常规放置胃肠减压管和导尿管，以减轻腹内脏器的膨胀。术前给予镇痛药、镇静药及麻醉前用药。

（二）麻醉和体位

1. 麻醉

如果腹腔镜主要用于诊断，则可采用局部麻醉加静脉强化的方法。如果考虑诊断后需要用腹腔镜进一步治疗，应在全麻下进行，或先用局麻进行检查，确定需进行腹腔镜手术时改用全麻。

2. 患者体位

手术床应有多向改变的功能。一般先取平卧位，然后根据检查的需要随时改变体位。检查上腹部时取头高脚低位，检查下腹部或盆腔脏器时取头低脚高位。原则是被检查的器官位于较高位，使其周围脏器因重力作用移开，便于显露。

（三）腹腔镜检查技术

1. 造气腹

造气腹最常用的是脐周 Veress 针穿刺技术，有既往腹部手术史者，应远离原切口 5cm 以上穿刺，或采用小切口开放法造气腹。造气腹最常用的是 CO_2 气体，局麻下气腹压力为 8～10mmHg（1.07～1.33kPa），全麻下气腹压力不应超过 15mmHg（2kPa），气腹压力过高将对患者的呼吸及循环系统造成严重影响。

2. 穿刺套管的放置

第一套管通常放在脐上或下缘，腹腔镜经此套管进入腹腔，便于对整个腹腔及盆腔进行检查。其他穿刺套管的部位及数量，应根据手术的需要决定，有时增加一两个套管对显露和操作有很大的帮助。

3. 腹腔探查

进镜后对腹腔内进行有序的全方位检查，先实质性脏器，后空腔脏器及盆腔器官。

4. 手术治疗

需要手术治疗者，应根据术者的经验决定采取腹腔镜下手术或中转开腹手术方式。

5.切口处理腹腔镜探查后，应仔细检查每一戳孔有无出血，并缝合深筋膜层，以防切口疝发生。

二、胃内异物钳取术

食物、药物结块等，这些物体不能被消化，也难以通过消化道狭窄部。内镜下取出胃内异物，具有方法简单、并发症少、成功率高等优点。

上消化道异物按滞留部位可分为食管异物、贲门部异物、胃内异物和十二指肠异物。本文重点讨论内镜下胃内异物的取出。

（一）术前准备

1.患者准备

通过询问病史、查体及进行影像学检查，确定异物的位置、性质、形状、大小及有无局部并发症，但切勿行钡餐检查，以免影响视野观察。患者应禁食 6h 以上，食管内异物可不禁食。能配合检查者可按常规内镜检查准备，并于手术前肌内注射解痉剂和镇静剂。儿童或精神病患者等检查不合作者，异物直径大于 2.5cm、异物发生嵌顿、锐利异物直径大于内镜外径或多件异物者，易损伤食管黏膜者，可在全麻状态下行异物取出。

2.器械准备

（1）内镜：一般情况下各种胃镜均可采用，十二指肠降段异物采用十二指肠镜为宜。外径较粗的内镜，在取到异物后的退镜过程中不易受阻和损伤食管黏膜。小儿患者可选用小儿胃镜，有的异物可选用双孔道胃镜。

（2）钳取器械：主要根据异物的特点来选择，常用的器械包括圈套器、活检钳、三爪钳、鼠齿钳、鳄嘴钳、V 形钳、扁平钳、网篮式取物器、内镜手术剪刀、拆线器、吻合钉取出器、磁棒、机械碎石器等。

（3）辅助器械：如食管套管、橡皮保护套等，协助完成多个异物或尖锐异物的取出而减少对患者的损伤。

（二）操作步骤

根据患者病史及 X 线提供的异物信息，先行内镜检查，观察上消化道黏膜有无损伤及异物的情况，选择适当的钳取器械将异物取出。

1. 异物的寻找

患者取左侧卧位，常规进行内镜检查，范围包括食管、胃、十二指肠球部和降部，在检查时应仔细寻找异物。食管异物较易发现，胃内异物往往位于胃大弯侧的黏液湖中，较难发现，如胃内还有食物残渣则更难发现。黏液湖中胃液较多者可边抽吸胃液边寻找，混有食物残渣者应注水冲洗后寻找。如在食管和胃内反复寻找无异物者，还应在十二指肠内寻找。找到异物后，可根据异物的大小和形态选用不同的钳取器械，将异物取出。

2. 异物的取出

球形异物：如果核、玻璃球等，该类异物表面光滑，钳取不易夹住，宜选用网篮式取物器将其套住取出。长条形棒状异物：如竹筷、体温表、牙刷、笔等，此类异物可用圈套器取出，圈套器距离异物的一端不要超过1cm，否则难以通过贲门或其他狭窄部位，应套取异物光滑而细的一端先出。对外径细而光滑的棒状物可用鼠齿钳、鳄嘴钳、扁平钳等异物钳取出。扁平形异物：如鸡骨、硬币、金属片等，此类异物一般可用活检钳、鼠齿钳等异物钳取出。如果是缝衣针、小铁丝等铁质异物尚可用磁棒吸出。不规则形异物：如义齿、张开的别针、各种小玩具等可选用圈套器或网篮式取物器将其圈套住取出。张开的别针卡在食管内常是开口向上、光滑圈向下的状态，可用异物钳使其转为开口向下的状态取出，亦可顺势将别针推入胃内，钳住光滑端，使光滑圈向上取出。尖锐物：如刀片、金属片在取出时易伤及消化道黏膜，可在内镜头部装上一个橡皮保护套管，取到异物后，将其拉入橡皮套管中缓缓退出。软物：蛔虫常扭成一团，可用活检钳将其扯开，钳住蛔虫退出。布团或棉花团亦可直接用异物钳钳住取出。胃内巨大结石：胃内结石较小者可用网篮取出，大者超过4cm可用碎石器碎石或用圈套器分割。胃内巨大柿石，无法用机械法碎石者，可用内镜下激光碎石治疗，每个微型炸药头安装爆破剂叠氮化铅1.5mg，光导纤维一端连接此炸药头，另一端与激光引爆器相耦合。术前6h禁食水，操作前15min肌内注射镇静剂和解痉剂，内镜找到胃柿石后，从胃镜活检口插入光纤药头，使药头顶在结石中心部表面，激光器通电后踩脚踏开关，引爆后结石被炸开一小洞成一裂缝，再沿洞继续引爆至击碎结石。如结石已裂开至1cm以下大小，则不宜继续引爆，吸出胃腔气体后向胃内注射10%碳酸氢钠溶液150～200mL，促进结石残渣排出，以防结石碎块再黏结起来。

胃内缝线或吻合钉拆除：①剪刀拆除：对于手术后时间不长，缝线比较牢固，周围炎症不严重者可采用此法。操作时，切勿暴力牵拉，以免引起组织撕裂伤。②活检钳、拆除器拔除：适用于间断缝合的线结、术后时间较长、丝质缝线有溃烂现象、线结周围有脓点和炎症反应者。对残留的吻合钉，可用吻合钉取出器取出。术后给予胃黏膜保护剂及止血剂等治疗。③食管支架落入胃内的回收：参照有关章节。

（三）操作时注意事项

严格掌握内镜取异物的适应证和禁忌证，术前应详细了解病史及患者的心肺功能，行必要的辅助检查获得异物信息，根据异物特点选择合适的器械。手术应取得患者的配合，必要时在全麻下操作。食管、贲门异物嵌顿无法抓取或安全取出时，不可强取，必要时将异物推入胃内后再取。钳取异物时，应选择合适的钳取部位，尽量固定不要脱落，长条形异物尖锐端应向下。退出异物时，异物应尽量靠近内镜，当通过咽喉部时，助手应将患者头后仰，使咽喉部与口咽部成一直线，以利异物顺利取出。取异物后发现有消化道黏膜损伤或出血时，应进镜检查损伤情况，必要时行内镜下止血，严重者术后应留院观察。

三、内镜下胃黏膜切除术

胃壁主要由黏膜层和固有肌层两个主要部分构成，两者之间由黏膜下层的疏松结缔组织连接，并可以在外力作用下轻易分离。这是仅切除黏膜层，而肌层不受损伤的组织解剖学基础。操作方法可依据病变的形态及胃内部位的不同而不同。若病变呈有蒂或亚蒂息肉样隆起，单纯用息肉切除法即可；但对扁平隆起、平坦型、Ⅱc样凹陷型者，则需要用黏膜切除法进行。常规内镜较难诊断出病变浸润的深度，更不能明确病变的起源层次及性质，故进行内镜治疗前，应行超声内镜检查，其目的是明确病变其起源层次及性质、选择治疗手段。

（一）内镜黏膜切除术

EMR 目前常用的技术有注射后切除技术、注射后抓取提起切除技术、透明帽辅助内镜黏膜切除术（EMRC）、套扎辅助内镜黏膜切除术（EMRI）、黏膜分次切除法（EPMR）等，以上各种操作方法虽略有不同，但其基本步骤大体相同。首先，切除前要明确病变的范围和深度。可通过染色观察、黏膜下注射及超声内镜检查来评估。其次，在病变周围做上标记，留出足够的边缘并给予足量黏膜下注射。重要的一点是足量的黏膜下注射，足量黏膜下注射可使病变充分隆起以利于完全切除及防止穿孔，还可排除黏膜下浸润病变黏膜不能隆起。注射液以前多采用含有肾上腺素和靛胭脂的生理盐水，因生理盐水扩散较快，现多用高渗盐水、葡萄糖、甘油、果糖、右旋糖酐以及透明质酸钠等代替生理盐水。通常在病变远侧端边缘开始注射以免近侧端注射后隆起影响远侧端的观察，然后在两侧及近侧端注射。注射液体量根据病灶大小而定，并可在操作中重复注射。注射后应尽快行圈套切除。应尽可能一次性整体切除，大的病变可分次切除，但也应争取在一次操作中完成分次切除。此外准确的吸入、套扎也是完全切除的关键。吸引时要确定拟切除线以内组织均在圈套钢丝内才能收紧圈套。切除后应仔细检查肌层是否受累，如有受累，可用金属夹封闭切面。

（二）内镜黏膜下剥离术

ESD 是由 EMR 发展而来，主要包括以下步骤：首先在病变周边进行标记明确切除范围，然后进行黏膜下注射液体使肿瘤抬高；其次病变周边黏膜的切开；最后病变黏膜的完整剥离。ESD 与 EMR 的黏膜下注射基本相同，由于 ESD 操作较 EMR 操作复杂、费时较长，故其注射液的选择多采用隆起保持时间长、止血效果好、组织损伤小的黏膜下注射溶液。有学者将 1900kDa 1% 透明质酸盐溶液与 3 mL 5% 果糖溶液、10% 葡萄糖溶液、生理盐水、200mL 甘油配制成混合溶液用于 ESD 术早期胃癌取得较好效果。病变周边黏膜的切开，一般从肿瘤远端开始，并做好标记（为之后的病理检查提供依据），形成环绕病灶的切口，然后，进行黏膜下层结缔组织的剥离，小的病灶可用圈套器剥离。当病灶 > 2cm 或情况复杂时，使用圈套器剥离常常不能取得满意结果，因此需使用内镜下专用电刀。一般情况下先从病灶远端的黏膜下层开始剥离，然后剥离病灶近端黏膜下层。剥离过程中，需借助重力作用使已剥离的黏膜下垂，协助电刀分离黏膜层与黏膜下层，因此常常根据实际情况变换体位，有时 ESD 的实施需借助于特殊的器械，如钩刀、折曲刀、三角顶刀和末端小口径圆锥透明帽等，这些器材共同的构造特点是能首先切开病变周围黏膜，然后可逐步剥离黏膜下层的纤维组织来切除病灶。与传统 EMR 相比，这项技术最大特点是能掌控病灶切除的范围和大小，可完整地切除更大病灶，即使是累及黏膜下层的部分溃疡病灶也能被切除。所以这一技术可被应用于较为复杂的肿瘤病灶切除。

四、胃食管反流病内镜下腔内折叠术

（一）术前准备

1. 器械准备

两条电子胃镜，两台负压吸引器，巴德缝合包，手柄和食管套管，止血钳，剪刀，胶布，纱布，润滑剂，大号口垫，剪线钳，20mL 注射器等。

2. 患者准备

完善常规胃镜前检查，如血型、凝血、血清学检查，术前禁食 6h。

3. 静脉麻醉

异丙酚，需麻醉医生在场。

（二）术前器械安装

把远端可以弯曲的导丝插入胃镜活检孔道内，并使其从孔道远端伸出。在内镜先端部沿导丝倒装上缝合针，把缝合针从胃镜活检孔道入口拉出来，移去导丝，从缝合针鞘插入推送导丝，到达缝合针处该导丝的标记带穿出缝合针头。在推送装置的顶端有一个 1cm 宽的标记带，将该装置的末端插入缝合器中，并向前推送直至在缝合器顶端出现，然后把推送装置上的线穿过缝合针并送至胃镜活检孔道内。取出缝合头，滑动缝合头套管，使其越过缝合针和推送装置线，保持缝合针斜面向上，用缝合头安装器，将缝合头固定在胃镜顶端处，缓慢牵拉缝合头以确定其是否被牢牢地固定在胃镜的末端，把顶端帽状装置安装在缝合头上。在活检部位上沿导丝和缝合鞘，缓慢插入操作手柄，将其旋转固定在活检孔道处，调整缝合针，锁定操作手柄上的黑色把手以防推送装置线发生移动，松开缝合头的末端小帽，使用钳子或者Kelly钳调整缝合针使标记带与缝合头远端保持在同一水平上；再调整推送导丝使标记带近端与缝合针尖端对齐，调整完成后回拉黑色操作柄。将缝线坠的尖头部插入缝合装入器扁平末端的小孔内，将缝合装入器置于缝合针尖端上，将装入器上小孔与缝合头及缝合针的小孔对齐成一直线，将坠子从缝合装入器推送进入缝合针直至其出现在缝合针的近端；缝线上不应存在任何张力，完全退回操作手柄，这时可以从缝合头腔内退回缝合针剂缝线，重新装上缝合头末端小帽。缝线装好后，盖好缝合头头帽，检查是否盖紧。带有三通的真空抽吸管接在吸引管上，处于"关"的位置（旋塞阀指向真空抽吸管）。操作过程中，避免真空抽吸管打折，在邻近内镜轴部的末端放松吸管。

（三）缝合过程

食管套管套于胃镜上。先将未装缝合器的内镜经口送入食管，完成常规食管、胃检查后，确定缝合位置，可以对缝合局部进行标记及内镜下黏膜预处理，再将内镜先端送至胃窦，沿镜身将先端涂有润滑剂的套管划入食管，退出内镜。经套管将含有缝合装置的内镜送入远端胃内。到达预定缝合位点（一般选择低于胃食管连接处 1~2cm），置缝合头的吸引仓至选定位点。经过持续吸引，负压力达到 0.9kPa，观察负压吸引管内无气泡冒出，确认组织已被充分组织吸引至缝合仓，调整内镜上下左右旋转钮于正常位置。快速推动缝合手柄，并迅速抽回缝合柄，缝合针穿过缝合仓内组织，推送导丝将坠子和缝线推送过组织，留于缝合帽内。关闭真空抽吸，从缝合仓连通的吸引管内注射 1∶10 000 肾上腺素盐水，放开组织。回拉内镜，即可将缝线一端拉出患者体外，而缝线则穿过组织。整个缝合装置从套管移出，取出缝合帽内的坠子，在体外再进行第二次安装，安装结束后，再次通过套管将内镜推入食管。在第一针穿入点旁开 1.5cm 左右的距离的同一水平处，选择再次进针点，重复上述程序，将内镜退出体外。这样缝线的两端均位于体外，助手协助轻提缝线使缝线处于紧张状态。将装有打结扣的打结器从内镜活检孔道插出，助手剪断缝线多余部分（距门齿 20~30cm），用持针器固定缝线断端，将取线器穿过打结扣，缝线断端穿过取线器，从打结扣中抽出取线器同时也将缝线断端拉过打结扣，再用持针器固定缝线断端。沿缝线划入内镜，将打结器推送至黏膜缝合点，确定缝线收紧后，推动打结器手柄的黑白钮，使缝合结夹紧缝线两端，然后推动打结器手柄的红白钮，切断多余的缝线，仅留大约 0.5cm 在缝合结上，完成缝合。如需再缝合，可重复以上过程。

（四）术后处理

术后常规禁食 2h，观察后若无并发症可进流食，次日可恢复正常饮食，术后可视情况给予抑酸剂。术后 1 周复查胃镜。

五、食管狭窄扩张术

食管狭窄（stenosis of esophagus）是指良、恶性病变或手术后瘢痕所引起的食管良、恶性狭窄，常导致食管完全或不完全梗阻。食管狭窄在临床上较为常见，常见的原因包括消化道局限性炎症、溃疡、术后吻合口狭窄、机械或强酸、强碱等化学性损伤及遗传因素等。另外，与内镜治疗相关的狭窄，如食管静脉曲张硬化、栓塞治疗术后食管狭窄及放疗后食管狭窄也是近年来常见的原因。

（一）探条扩张法

主要用于以炎症、术后瘢痕、肿瘤等形成的狭窄为主的非动力性狭窄，此种方法操作方便，探条可多次使用，价格便宜。确定狭窄段距门齿距离，患者取左侧卧位，经口内镜直视下观察狭窄段距门齿的距离，并记录。放置导丝，经内镜活检孔插入金属导丝，在内镜直视下将导丝的前段插入跨过狭窄段，在 X 线下观察导丝先端到达胃内，退出内镜保留导丝。插入扩张探条，先选择直径较小的扩张器进行扩张，将中空的探条扩张器套入导丝，并沿导丝慢慢将扩张器的圆锥部送入，依照内镜检查时确定的狭窄距门齿距离，插入探条直至其体部（即圆柱形部分）通过狭窄口，静置数分钟后退出扩张器，注意仍需使导丝的位置保持固定不变。如此，依次逐步增加扩张器的直径，使狭窄部分逐渐被扩开。扩张完毕后，扩张器连同导丝一起退出，再插入内镜复查，最好能进入已扩开的狭窄部远侧，仔细观察有无肿瘤或其他合并病变，如出血、穿孔等。发现异常，应及时处理。

（二）球囊扩张法

1. 贲门失弛缓内镜下扩张术

2. 经内镜气囊扩张术

在内镜直视下将选定的扩张球囊经内镜活检孔道插入，先将其导丝插过狭窄段，在 X 线下确定导丝在管腔内，再将球囊沿导丝插过狭窄段，使球囊中部位于狭窄中部，必须注意的是球囊完全出了内镜活检孔道，用连接压力测定仪的液体注射器，小心往球囊内注入液体，使其直径依照狭窄大小到达预想的直径，并保持一定时间，再回抽液体，重复扩张 1 ~ 2 次，退出球囊，将内镜插入狭窄段进行观察，了解狭窄局部情况，同时观察扩张后局部情况。

（三）特殊情况下的狭窄扩张术

1. 高位食管狭窄和重度瘢痕狭窄

在内镜直视下经内镜活检孔道插入胆管造影管，其内含有 0.889mm 的导丝，缓慢将导丝插过狭窄段，在 X 线下观察导丝的位置，沿导丝插入造影管，使其跨过狭窄段，退出导丝注入造影剂，确定造影剂顺利进入胃内，再插入导丝，留置导丝，退出造影管，沿导丝插入球囊，进行扩张，逐步跟进内镜，进行观察。直到狭窄完全扩开为止。

2. 长段食管狭窄

在内镜直视下经内镜活检孔道插入胆管造影管，其内含有 0.889mm 的导丝，缓慢将导丝插过狭窄段，在 X 线下观察导丝的位置，沿导丝插入造影管，使其跨过狭窄段，退出导丝注入造影剂，确定造影剂顺利进入胃内，再插入导丝，留置导丝，退出造影管，沿导丝插入小球囊，进行扩张，逐步跟进内镜，扩张后留置导丝，沿导丝放置胃管进行观察。一周后再重复上述方法，直到狭窄完全扩开为止。

（四）扩张后观察和注意事项

食管狭窄扩张后，不可马上进食。应密切观察病情，注意有无胸痛、发热、咳嗽等。扩张后 2h，如无不适，可以饮水，进少量半流食。扩张后 6 ~ 8h 内，如无不适，可离院，随诊。

六、食管狭窄支架放置术

引起食管狭窄的病因多种多样，其中最常见的为食管、贲门癌及其术后、各种化学损伤及食管放疗灼伤等。食管狭窄发生后很大一部分患者已失去了手术治疗的机会，即使可以手术治疗，患者也面临着手术创伤大、术后食管再狭窄等风险。因此，内镜下放置食管支架，以其操作简单、安全、并发症少及长期缓解食管狭窄等优点，得到了广泛重视。临床应用技术的不断成熟，亦为食管狭窄患者的治疗带来了更多选择。目前，食管支架分为金属食管支架和塑料食管支架。塑料支架成本较低，但国外一项回顾性研究显示，应用自膨式塑料支架治疗良性食管疾病，导致频繁的支架移位发生，很少有病例能够得到长期的改善，国内尚未应用此种自膨式塑料食管支架。

（一）支架置入器材

（1）扩张治疗的仪器。消化道狭窄扩张的仪器主要有两类，一类是探条扩张器，另一类是气囊或水囊扩张器，气囊或水囊扩张器的共同点是需与测压器连接，相应的压力下即可达到与之相对应的球囊直径。

（2）食管支架及与其配套的推送装置。

（3）引导导丝及胃镜。

（4）X 线机。

（二）术前准备

（1）狭窄段评估。术前应该确切了解狭窄在食管的位置、长度、性质及狭窄上下的管腔结构，可以通过钡餐、内镜等检查评估，必要时行 CT 检查，了解狭窄部位及性质，病变与周围组织的关系。

（2）了解患者的心、肺功能等全身情况。

（3）术前患者准备。一般禁食 12h，为减少术中胃肠蠕动，可用抗胆碱制剂，对精神紧张的患者可肌内注射地西泮，不能配合治疗的儿童可按无痛胃镜给药。

（三）食管金属支架的放置方法

1. 内镜检查

操作者对狭窄部位进行常规内镜检查，观察狭窄部位、内镜可否通过，内镜无法通过的狭窄，可以先进行狭窄扩张术。

2. 选择支架长度

确定狭窄段长度以后，选上下各跨过狭窄 2cm 长的支架。

3. 标记

将内镜放置于狭窄处，X 线下标记，在患者的相应背部固定一样金属器物。另一种方法是内镜下于狭窄下缘、上缘分别注射少量碘化油，进行标记。

4. 狭窄距门齿的距离

在选择了支架长度后，测量支架上缘位置距门齿的距离。

5. 放置导丝

经内镜活检孔道插入引导导丝（在有食管瘘或有明显成角狭窄的患者为确保导丝进入胃腔，应在 X 线和胃镜双重引导下插入导丝）并越过狭窄部，最好将导丝先端部放置到胃窦，退出内镜后留置导丝。

6. 支架送入

沿导丝插入含有支架的支架推送器，到达预定位置后，缓慢退出推送器外管（释放可在内镜直视下或 X 线监控下进行），逐渐将支架完全释放，随后退出推送器及导丝。

7. 术后确定支架位置

术后再次插入胃镜，或于 X 线下确定支架位置，如果支架位置有向上或向下偏差，可在胃镜直视下使用相关器械进行调整。

（四）术后注意事项

1. 避免过早进食

术后禁食 12h，避免过早进食，造成支架脱落。12 ~ 24h 后开始进食流质饮食，后逐渐过渡到普通饮食，忌食大块、粗纤维饮食。若放置支架材料为记忆合金，遇冷可能出现回缩，应避免进食过多冷饮及凉水。

2. 观察生命体征

注意有无呛咳、呕血、黑便等症状，若患者胸痛严重，可给予止痛药物对症处理，并密切观察患者疼痛变化，若服用止痛药物后，疼痛仍无缓解或持续加重者，提示支架直径和形状选择不合适，应考虑取出支架。

七、贲门失弛缓症扩张术

（一）术前准备

术前常规进行胃镜检查，排除继发性贲门失弛缓症。术前禁食，术前患者流质饮食 24h，禁食 12h，潴留较多时应抽出食管内残留食物，并用盐水冲洗。尽可能地减少食管内存留食物和分泌物的量，降低操作过程中的误吸风险。患者签署知情同意书。复杂的病例应在 X 线透视下进行。

（二）设备

常用的气囊是 Rigiflex 系统（波士顿科学有限公司，MA）。这种气囊由聚乙烯材料制作，安装在可曲导管上 Rigiflex 气囊长 10cm，共有三种直径：3.0cm、3.5cm 和 4.0cm。这种气囊在 X 线透视下不能显示，但气囊导管有不透 X 线标记可确定气囊的上、中和远端。Rigiflex 气囊直径固定不变（无顺应性），这也是它设计的最大扩张直径，进一步加压只增加腔内每平方厘米的压强，但不增加气囊的直径，一旦超过其最大压力，气囊将会破裂而不会增加直径。

其他气囊扩张器是 Witzel 扩张器（美国内镜，Mentor，OH），是由 15cm 长的聚氨酯气囊包绕在一长 20cm 乙烯聚合物管上，可逆行插入内镜。Witzel 扩张器的优点是可在内镜下直视气囊膨胀中的位置，然而，它的效果有限，因为它只有一个尺寸即直径 4.0cm 的气囊，且与 Rigiflex 气囊相比穿孔的发生率高 2 ~ 3 倍。胃镜及所需附件：标准胃镜、光源、视频监视器、导丝、活检钳、计算机图像存储系统等。

（三）操作过程

气囊扩张术有以下 3 种：内镜下气囊扩张术、经内镜气囊扩张术和 X

线透视下气囊扩张术。

1. 内镜下气囊扩张

操作完全脱离放射线，将全部的操作过程完全置于内镜的直视下进行，使气囊的定位准确无误，也使患者和操作者免受射线照射。操作步骤：术前15min 肌内注射 654-2 注射液 10mg、地西泮 10mg、哌替啶 50mg，常规口咽部麻醉。患者取左侧屈膝卧位，先行常规的胃镜检查，以排除食管、贲门和胃的其他疾病，排除继发性贲门失弛缓。插入胃镜至胃窦，经活检孔道置入导丝，保留导丝在胃窦内退出胃镜。将气囊与测压计连接，检查气囊是否漏气。用水或造影剂充满气囊，使气囊膨胀达到最大压力，然后放气。沿导丝插入涂有润滑油的气囊扩张器。再次插入胃镜，内镜直视下将气囊之中点定位于贲门最窄处。胃镜退至距气囊口侧端 2～3cm 处，直视下缓缓注气扩张，以有胸骨后疼痛且患者能够忍受为限。治疗过程中注意保持气囊位置，使其中点始终处于贲门狭窄处。气囊扩张持续的时间没有统一的标准，通常情况一次扩张持续时间从 30s 到 2min 不等，然后重新放置气囊进行第二或第三次扩张，一般扩张压力为 47.6～81.6kPa。扩张完后放气退出气囊及导丝，内镜观察贲门损伤及出血的情况，若渗血较多，局部喷洒去甲肾上腺素止血。术中需严密观察有无剧烈腹痛、气促、出血、发热等情况。

2. 经内镜气囊扩张

TTS 气囊的优点是容易通过，可避免反复地食管插入。操作步骤：行常规的胃镜检查，内镜尽可能通过狭窄部位。将 TTS 气囊导管插入内镜活检孔，直到内镜下见到气囊的头端。将内镜撤回到狭窄部的中间，将气囊放置到狭窄最明显处，注气行扩张，放气退出气囊及导丝。

3. X 线透视下气囊扩张

行常规的胃镜检查。在胃里放置一根 Savary 导丝，退出内镜。沿导丝插入涂有润滑油的气囊扩张器。X 线透视下可见气囊的中心通过胃食管的交界点。X 线透视下给气囊充气直到腰部消失。放气退出气囊及导丝。

（四）术后处理

如术后患者病情稳定并可以进食流质食物，观察 3～4h 后可出院，并告知患者如果出现胸、腹疼痛，呕血，便血，呼吸短促或出现发热时需要及时返回医院。所有患者需门诊随诊，1 个月后要评估患者的症状，食管钡餐评估食管排空情况。如果症状和（或）食管排空情况没有明显改善，那么应该确定再次扩张的时间并使用更大型号的扩张气囊。

（五）疗效评价

研究显示，内镜下气囊扩张与 X 线透视下气囊扩张在安全性和有效率方面相似，扩张治疗能达到一定的疗效，有效标准为扩张后在近期内吞咽困难消失，LES 压力降至正常范围。扩张后平均 1.5 年仍能维持疗效，一次治疗后经 5 年随访，有效率达 60% ~ 80%。

八、鼻胆管、鼻胰管引流术

1975 年川井和永井首先经十二指肠镜行鼻胆管引流获得成功。1977 年 Wurbs 和 Classen 采用内镜下鼻胆管引流术（ENBD）治疗急性化脓性梗阻性胆管炎。1983 年于中麟、鲁焕章等首先在国内开展该项技术。内镜下鼻胆管引流术不仅能充分引流、冲洗胆管，而且能反复进行胆管造影，一旦引流失畅，可及时发现。目前，此法已被广泛应用于临床，成为梗阻性黄疸、急性化脓性胆管炎等胆、胰疾病有效的治疗方法。

内镜下鼻胰管引流术（ENPD）是在内镜下鼻胆管引流术的基础上发展起来的，1988 年 Huibregtse-K 等首先报道内镜下鼻胰管引流术，治疗慢性胰腺炎，在国内该技术 1999 年才有报道。内镜下鼻胰管引流术可用于胰管结石过大，或合并胰管狭窄时，减低胰管内压引流胰液，也可用于胰液收集。

（一）器械准备

1. 内镜

治疗型纤维或电子十二指肠镜，活检孔道直径 2.8cm 以上。行毕氏Ⅱ式胃大部切除者也可用前视式电子及纤维胃镜。

2. ERCP 造影导管。

3. 引导钢丝

引导钢丝为 0.4572mm、0.889mm、0.9652mm，长 400cm。

4.扩张探条

扩张探条长 200cm，外径为 6.0、7.0、8.0、9.0、10.0 及 11.5F 等，可通过 0.889mm 引导钢丝。

5.扩张气囊

导管长度 200cm，气囊长 2.0cm，充气后外径 4 ~ 8mm，压力 1.01kPa，可通过 0.7112 ~ 0.889mm 引导钢丝，配专用压力表。

6.鼻胆引流管或鼻胰引流管

鼻胆管长约 250cm，外径 6 ~ 8F，根据前端形状不同分别适合放置于左肝管、右肝管及胆总管内，前端有可定型的圈袢，便于固定。鼻胰管长度为 250cm，外径为 5F、6F、7F，前端有数个侧孔便于引流。

7.鼻咽引导管

可用特制的鼻咽引导管，长度为 25cm，外径为 16F，头端圆钝而光滑，无侧孔，也可用吸氧管及一次性导尿管替代。

（二）患者准备

基本同 ERCP，急性化脓性胆管炎患者应注意有效地控制胆道感染及抗休克治疗，并在术中进行生命体征的监护及吸氧。

（三）操作步骤

1.鼻胆管引流术

常规行 ERCP，了解胆管病变性质及部位，若为急性化脓性胆管炎或由于结石或肿瘤等引起的胆管梗阻，在注入造影剂前先抽出部分胆汁，再注入等量的造影剂，可预防胆管内压力的升高，以免加重败血症。确定内镜下鼻胆引流术的必要性及引流部位，若为结石则应引流结石上方扩张的胆管；若为良性狭窄，则应引流梗阻部位上方扩张最严重的胆管；若狭窄程度严重，估计鼻胆管通过狭窄部位有困难者，则应先置入导丝，并通过狭窄部位，再沿导丝用扩张探条逐级扩张，保持导丝位置不变，退出扩张探条，沿导丝插入鼻胆管，并送至理想的引流部位。在 X 线透视下逐步退出内镜。同时，调整鼻胆管在十二指肠及胃内形成的圈袢。将鼻胆管从口中引出，将鼻咽引导管插入鼻孔中经咽部从口中取出，再将鼻胆管引出鼻孔。在 X 线透视下，进一步调整鼻胆管在胃内的位置，并固定于颊旁及耳廓后。若不能确定鼻胆管走行位置是否理想时，可再注入少许造影剂进一步核实。

2. 鼻胰管引流术

常规行 ERCP 明确胰管病变部位，重点了解胰管结石的部位、大小、数目，胰管狭窄部位、程度及胰管扩张等情况。胰管深插管，置入导丝并越过狭窄部位，退出造影导管并保持导丝位置不变。沿导丝插入鼻胰引流管，头端越过狭窄部位或结石。按 ENBD 的操作方法，退出内镜并固定鼻胰管。

（四）术后处理

术后 3 ~ 6h 及 24h 检测血清淀粉酶，第 2 天常规检查血白细胞计数及其分类。术后常规禁食 1d，第 2 天能否进食需依据血清淀粉酶来决定。鼻胆管应定期冲洗，但每次冲洗前应先抽出等量胆汁，每次注入的液体量一般不超过 20 mL，以免升高胆管内压力，加重感染。同时，还应记录引流的胆汁量，观察鼻胰管引流液量、颜色、性状，以及是否通畅。收集的胰液应迅速冷冻保存。由于内镜下鼻胆引流术及内镜下鼻胰管引流术可能丢失大量胆汁或胰液，留置不宜超过 1 周。

九、乳头括约肌切开取石术

内镜下乳头括约肌切开术（EST）是在 ERCP 诊断技术的基础上发展起来的一种内镜治疗方法，即在内镜下应用高频电切开乳头括约肌。此技术于 1973 年和 1974 年分别由 Kawai、Classen 及相马等首先报道，目前已可应用于胆管结石取石术。此项技术简单、并发症少、死亡率低，国内部分大、中型医院已开展了此项技术，且应用日益广泛。

（一）器械准备

1. 十二指肠镜

为通过各类碎石器，须用大活检孔道内镜，如 Olympus 公司的 JF-230（3.2mm）、JF-240、TJF-30 及 TJF-200（4.2mm）等。

2. 高频电源

如 Olympus 公司 PSD-20、UES-20 等。

3. 高频电刀

包括推式、拉式及改良式。

4. 各类导丝及造影导管

5. 取石器

如网篮型取石器及气囊型取石器等。

6. 碎石器

网篮钢丝较取石篮粗，把手构造较复杂，主要用于＞1.5cm结石的挤碎和套取。碎石器包括3种类型：绞盘式、摇柄式及枪式把手碎石器。

（二）患者准备

1. 实验室检查

碘过敏试验，出凝血时间、血小板计数，备血等。

2. 术前准备

局部咽喉麻醉，术前15min静脉注射解痉剂、镇静剂，如丁溴东莨菪碱20mg、地西泮5～10mg、哌替啶50～100mg，亦可采用静脉麻醉。

（三）操作步骤

常规进行ERCP及胆管造影了解胆管结石的部位、大小及数量，决定是否进行内镜下乳头括约肌切开术。

乳头括约肌切开方法包括：①拉式切开法：最为常用。确定切开刀位于胆总管后，退切开刀见钢丝拉成弓状，使1/2～2/3刀丝露于乳头外侧，对准乳头开口11～12点钟方向进行逐步切开，电流强度一般为20～30A，乳头切开长度取决于乳头的形态及结石的大小。切开速度不宜过快，可通过控制通电时间与高频电刀的张力来调整切开速度。②推式切开法：适用于扁平状乳头及乳头开口较小、切开刀不能深插者。待将乳头做小切开后，亦可改用拉式刀继续切开。

对乳头插管困难者，可先使用针状刀将乳头作小切开或称预切开（pre-cut），再插入拉式刀继续切开。若乳头旁有胆管瘘管形成，可从乳头至瘘孔处将其切开。若瘘孔位置过高，亦可适当将瘘口切大，以利取石。对由于结石嵌顿无法通过拉式刀者，可选用针状刀在近乳头口处切开，使胆管减压。

若为毕氏Ⅱ式胃切除术后患者，十二指肠镜下切开刀钢丝的方向应在 6 点钟处，可使用特殊的"乙状弓形"切开刀，也可选用针状刀。

内镜下乳头括约肌切开术后结石的处理：

（1）网篮取石：对＜1cm 的胆管结石均可用网篮取石，在 X 线监视下将网篮伸过结石，张开网篮抓取结石取出。

（2）碎石：对＞2cm 的胆管结石须采用各类碎石器，操作过程类似网篮取石，抓住结石后粉碎。

（3）气囊导管取石：对较小的胆管结石或用碎石器粉碎后的小结石，网篮常难以套取，可采用气囊导管取石。在 X 线监视下将气囊导管越过结石上方，待气囊充气后向胆总管下方牵拉导管，将结石带出胆管。若结石未被取尽，可先进行鼻胆管引流术，然后再择期取石。

（四）术后处理

由于多数内镜下乳头括约肌切开术的患者都曾应用镇静剂，因此，乳头括约肌切开术后应在密切观察生命体征的前提下，将患者送回病房或留观室卧床休息至完全苏醒。观察患者有无呕血、黑便、腹痛、气急、颈部皮下积气及高热等症状，一旦发现上述征象，应考虑有发生并发症的可能性。常规应禁食 2～3d 后给予流质及半流食，一周后可进普通饮食。患者一般常规应用抗生素 2～3d。

十、胆管、胰管支架放置术

内镜下胆管塑料支架引流术（ERBD）首先由德国 Soehendra 于 1979 年报道，1985 年 CarrasCO 等率先将可用于血管的可膨式金属支架，应用于内镜下胆管金属支架引流术（EBMSD），并在动物实验中获得成功。近年来，随着治疗性 ERCP 技术的发展，支架材料及其工艺的提高，这一技术在梗阻性黄疸患者的治疗上取得了较好的临床疗效。国内自 20 世纪 90 年代初开展此技术以来，也积累了丰富的临床经验。

1983 年，Segel 等率先利用内镜下胰管支架引流术（ERPD）治疗慢性胰腺炎患者的胰管狭窄获得成功。近年来，胰管支架在胰腺疾病的内镜介入治疗中被广泛应用，并日益受到关注。

（一）器械准备

内镜下胆管塑料支架引流术及内镜下胰管支架引流术所需器械包括：

（1）内镜：治疗性纤维或电子十二指肠镜，活检孔道在 3.2mm 以上。

（2）ERCP 造影相关附件。

（3）引导钢丝。

（4）胆管或胰管扩张探条或扩张气囊。

（5）支架：可有 3 类支架，即塑料胆管支架，外径 7 ~ 12F，有多种形状；金属胆管支架，按其扩张方式分为自膨式和球囊扩张式；胰管支架，外径为 3.0 ~ 10.0F，长为 1 ~ 12cm。

（6）推送器：7 ~ 8.5F 支架推送器仅为相同口径的推送套管，10F 以上支架的推送器，除推送管外还需 5 ~ 7F 内引导管。

（二）患者准备

同常规 ERCP。

（三）操作步骤

1. 胆管支架放置术

常规进行 ERCP 检查了解病变性质及部位，确定选择置入塑料还是金属支架，及支架的外径和长度。塑料支架长度（两侧翼间距）是胆管梗阻部位上端至十二指肠乳头的距离。金属支架的长度应以扩张后的为准，梗阻段两端的支架长度应在 2cm 以上为宜。插入导丝通过狭窄处，若狭窄明显者应先循导丝行探条扩张。保持导丝位置不变，循导丝插入支架及相应的推送管，术者依靠弯角钮及抬举器的力量，逐步将支架送入胆道。同时，助手回拉内套管配合。还应在 X 线透视下注意导管是否成袢，内镜下乳头是否偏离视野等。若为肝门部梗阻，可通过狭窄部于左右肝管分别插入导丝，再沿导丝置入两个塑料支架或 Y 形金属支架，此项操作难度较高。若放置塑料支架，末端侧翼以下部分应留在十二指肠乳头外，最后依次退出导丝及推送器，并可见胆汁顺利溢出。若为高位胆管梗阻需放置金属支架者，支架末端则不必露于十二指肠乳头外。退出内镜后嘱患者平卧，摄 X 线片，观察胆管支架的位置及扩张情况。

2.胰管支架放置术

常规进行 ERCP 检查了解胰管狭窄部位、长度、确定胰瘘或假性囊肿位置、是否与主胰管相通。对疑为胰腺分裂症的患者，需经副乳头插管、造影。

（1）主胰管狭窄支架置入：①经主乳头插管造影后，置入导丝越过狭窄段，沿导丝行狭窄段扩张，确定置入支架长度及外径。胰头狭窄伴胰管扩张者，宜先行乳头括约肌切开术，再置入支架。近端胰管扩张明显者，可置入8.5F、10.0F 支架。近端胰管扩张不明显，可选择 5.0F、7.0F 支架。支架的长度一般以远端超过狭窄部位 1.0cm，近端暴露于十二指肠乳头外少许为宜。②在 X 线及内镜下将胰管支架置入。③确认支架在胰管及十二指肠乳头处位置合适后，退出导丝及推送器，再退出内镜，患者平卧位摄 X 线片。

（2）主胰管与假性囊肿相通支架置入：①常规 ERCP 检查确定主胰管与假性囊肿相通后，置入导丝并达假性囊肿内。②沿导丝行扩张术。③确定支架长度及外径后，沿导丝置入支架，远端达囊肿内，近端位于十二指肠乳头外。

（3）经副乳头胰管支架置入：主要适用于胰腺分裂症患者。①经副乳头插管进行副胰管造影，了解副胰管狭窄情况。置入导丝，必要时行狭窄扩张。②确定支架长度及外径。③沿导丝经副乳头置入支架。

参考文献

[1]戴文玲.现代消化内科疾病诊治与护理[M].长春：吉林科学技术出版社，2020.

[2]杜文贞.消化内科疾病诊疗新进展[M].西安：西安交通大学出版社，2015.

[3]冯忠华.新编消化与血液内科疾病诊疗学[M].西安：陕西科学技术出版社，2020.

[4]韩桂华.消化内科疾病诊疗精粹[M].北京：中国纺织出版社，2019.

[5]韩占波，王国平，董建路.消化内科疾病诊断标准[M].北京：科学技术文献出版社，
2009.

[6]孔令建.消化内科疾病诊疗理论与实践[M].北京：中国纺织出版社，2018.

[7]李曙晖，杨立东，单靖.精编消化内科疾病诊疗学[M].长春：吉林科学技术出版社，
2019.

[8]刘菲，徐斐.消化内科常见疾病临床指南以及临床研究进展[M].上海：同济大学出版
社，2017.

[9]刘晓政.新编临床消化内科疾病诊疗精要[M].西安：西安交通大学出版社，2014.

[10]马军萍.消化系统疾病内科诊疗学[M].昆明：云南科技出版社，2019.

[11]马冉.消化内科疾病临床基础与技巧[M].武汉：湖北科学技术出版社，2022.

[12]苗秋实.现代消化内科临床精要[M].北京：中国纺织出版社，2021.

[13]莫华澍.医海寻踪 消化内科疾病诊治误区与临床经验[M].广州：广东科技出版社，
2008.

[14]孙轸，薛文婷，林梵.常见消化内科疾病诊疗方法[M].武汉：湖北科学技术出版社，
2023.

[15]唐艳.消化内科常见疾病诊疗方法[M].西安：陕西科学技术出版社，2021.

[16]王琦.消化内科疾病[M].北京：军事医学科学出版社，2003.

[17]王鑫.常见消化内科疾病治疗精要[M].汕头：汕头大学出版社，2019.

[18]焉鹏，赵景润，马清珠，等.消化内科疑难病例解析[M].济南：山东科学技术出版社，
2022.

[19]于飞编.实用消化内科疾病诊疗新进展[M].天津：天津科技翻译出版公司，2018.

[20]于金凤.临床消化内科疾病诊疗新思维[M].长春：吉林科学技术出版社，2019.

[21]张国欣，张莉，柳朝晴.消化内科常见疾病治疗与护理[M].北京：中国纺织出版社，
2021.

[22]张善红.消化内科疾病临床护理实践手册[M].西安：西安交通大学出版社，2017.

[23]张晔.消化内科疾病诊断与处理[M].天津：天津科学技术出版社，2018.

[24]郑浩杰，贾彦生.消化内科疾病观察与护理技能[M].北京：中国医药科技出版社，
2019.